第 5 版

克服强迫症

强迫症的诱因、病症与治疗

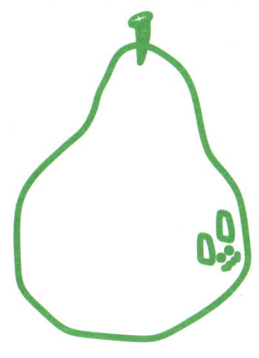

DOMINAR LAS OBSESIONES

[西] 佩德罗·莫雷诺　[西] 胡里奥·C. 马丁
[西] 胡安·加西亚　[西] 罗莎·维纳斯　著

陈晨　译

中国友谊出版公司

图书在版编目（CIP）数据

克服强迫症 /（西）佩德罗·莫雷诺等著；陈晨译.
北京：中国友谊出版公司，2025.7. -- ISBN 978-7
-5057-5996-1

Ⅰ. R749.990.5

中国国家版本馆CIP数据核字第2024CP5980号

著作权合同登记号 图字：01-2025-1805

The original title: Dominar las obsesiones
Written by Pedro Moreno, Julio C. Martín, Juan García, and Rosa Viñas;
© Desclée De Brouwer S.A. 2008, Bilbao, Spain.
The simplified Chinese translation rights arranged through Rightol Media
（本书中文简体版权经由锐拓传媒取得Email:copyright@rightol.com）

书名	克服强迫症
作者	[西]佩德罗·莫雷诺　[西]胡里奥·C.马丁 [西]胡安·加西亚　[西]罗莎·维纳斯
译者	陈晨
出版	中国友谊出版公司
发行	中国友谊出版公司
经销	新华书店
印刷	三河市龙大印装有限公司
规格	880毫米×1230毫米　32开 6.5印张　160千字
版次	2025年7月第1版
印次	2025年7月第1次印刷
书号	ISBN 978-7-5057-5996-1
定价	49.80元
地址	北京市朝阳区西坝河南里17号楼
邮编	100028
电话	（010）64678009

如发现图书质量问题，可联系调换。质量投诉电话：（010）59799930-601

目录 —— CONTENTS

第一章
我有强迫症吗?   001

强迫症自测表	004
强迫症患者的案例	006
如何解决我的问题?	013
内容导览	014

第二章
了解强迫症的线索   017

强迫观念和强迫行为的类型	020
类似强迫症,实则不是	025
强迫症的起源、发展和发作频率	028

第三章
强迫症出现和持续存在的原因   031

"强迫症"基因	033
"先天性强迫症"的心理体验	035
强迫症的诱发因素	038
强迫症的出现和持续存在	040

脑海中有侵入性想法很少见吗？　　　　041
　　侵入性想法何时变成了强迫观念？　　　043
　　强迫行为何时出现？　　　　　　　　　046
　　强迫观念和强迫行为如何持续存在？　　049

第四章
克服强迫症是不可能完成的任务吗？　053

　　了解你的具体情况　　　　　　　　　　057
　　强迫症案例分析　　　　　　　　　　　065

第五章
从内部克服强迫症：分析错误的想法　083

　　侵入性想法　　　　　　　　　　　　　085
　　欺骗性想法　　　　　　　　　　　　　087
　　强迫症案例分析　　　　　　　　　　　091

第六章
通过训练克服强迫症：实践实验　　　097

　　实验1：控制侵入性想法　　　　　　　099
　　实验2：验证思想的力量　　　　　　　102
　　实验3：责任蛋糕　　　　　　　　　　105
　　实验4：知道何时是头　　　　　　　　106

　　　　实验 5：赌最坏的结果　　　　　　　　　109
　　　　实验 6：焦虑感　　　　　　　　　　　　110
　　　　强迫症案例分析　　　　　　　　　　　　112

第七章
凭借智慧克服强迫症：做出可行的改变　　**129**

　　　　静静感受侵入性想法　　　　　　　　　　133
　　　　强迫症案例分析　　　　　　　　　　　　135

第八章
在现实生活中克服强迫症：
果断而坚定地采取行动　　　　　　　　**143**

　　　　接近害怕的事物　　　　　　　　　　　　145
　　　　放弃简单的方法　　　　　　　　　　　　148
　　　　强迫症案例分析　　　　　　　　　　　　150

第九章
勇于面对才能取得好转　　　　　　　　**161**

　　　　心理障碍　　　　　　　　　　　　　　　165
　　　　表达感受　　　　　　　　　　　　　　　171
　　　　学会享受　　　　　　　　　　　　　　　178
　　　　承担风险　　　　　　　　　　　　　　　181
　　　　抑制我们内心的评判　　　　　　　　　　191

本书是原版书的第5版，中文简体版的第1版，特此说明。

本书无意取代心理健康专家的工作。如果你怀疑自己患有强迫症，请向临床心理医生或者精神科医生咨询。他们会做出诊断，判断你是否患有这种疾病以及是否需要心理治疗或药物治疗或二者相结合的治疗。有关治疗方法的信息，尤其是与药物治疗相关的信息，经常会随着临床实践中的变化而改变。读者千万不可理解为我们推荐患者自行服药。

DOMINAR LAS
OBSESIONES

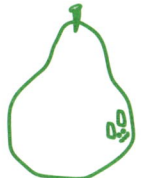

第一章
我有强迫症吗？

在日常用语中，我们可能会用"强迫症""完美主义"或"有怪癖"等表达来描述我们的行为方式，这些行为方式可能存在问题或给我们造成强烈不适。这些表达传达出的意思是，这些在其他情况下正常的行为已经达到了极端的程度，以至于看上去变得不正常了。比如，人们都希望坚持采取某些预防措施来保持自身清洁或预防疾病，然而，一听到每天必须洗手50或100遍，人们肯定会认为这种做法过分了。再举一个例子：在某个时刻我们会突然怀疑自己是否关好了房门或者天然气阀门，这是很正常的事情，但是如果我们需要反复确认25遍自己是否关好了门且内心对此仍存有疑虑，那就是不正常的事情了。这些例子是焦虑障碍症状的一部分，我们把这种焦虑障碍称为强迫症。

　　心理学家将脑海中那些自发且反复出现的想法、冲动和画面视为"强迫观念"。通常情况下，患者知道这种想法、画面或冲动来源于自身，而且认为它是荒谬或不合时宜的。尽管如此，患者仍然很难阻止这些想法或冲动涌入脑海。这些强迫观念会造成强烈的不适感，还会占据大量时间，降低生活质量。

　　通常为了抵消这些强迫观念，或者以某种方式进行补偿，人们会做出强迫行为，即重复的行为或心理活动，来避免或减轻侵入脑海中的强迫观念所造成的不适。例如：如果我觉得自己脏，就肯定会去洗手以减轻这种感觉；如果我怀疑自己是否关好了门，就肯定会去检查门是不是真的关好了；如果我有想杀了儿子的冲动，除了深感痛苦之外，我肯定还会做"一些事情"来阻止这件事的发生（比如，让我的伴侣抱好儿子并阻止我，以防我"陷入疯狂"而屈服于杀死他的冲动）；如果我犯了一个错误，我需要在心里反复默念33遍"三，三位一体，完美"这句话，以这种方式来克服不完美的感觉，而客观上我还是相信自己具有很好的品质。

强迫症患者需要花费越来越多的时间来抵消或消除他们荒谬的强迫观念。相较于刚开始的时候，他们需要通过越来越多能让自己平静下来的行为或想法来做到这一点，但是达到的效果却越来越差。通常这些患者有困于生活的感觉，生活对他们来说像是由想法、行动和极度痛苦组成的一种绝望的循环。一般而言，强迫症患者最终会出现抑郁症状，在工作和日常生活中可能会遇到很大困难。

强迫症自测表

表 1.1 中列出了一些常见的强迫观念和强迫行为。请填写下方表格来探索你自己的"强迫观念"。如果你认为以下表述符合你的情况，请标记 V；如果你认为不符合，请标记 F。

表 1.1　强迫症自测表

1. 我认为和别人接触后自己可能会感染疾病。	V/F
2. 我经常感觉自己很脏或者被污染了。	V/F
3. 我每天要洗手 15 次以上。	V/F
4. 我关门的时候总会怀疑自己是不是真的锁好了。	V/F
5. 我总是重复检查自己做过的事，有时候甚至感到精疲力竭。	V/F
6. 我总是花很多时间怀疑对别人来说很简单的事情。	V/F
7. 要是看到我的东西没有水平或对称摆放整齐，我会感到很难受。	V/F
8. 我需要按照一种特定的方式整理东西才会感觉舒服。	V/F
9. 乱七八糟的场景会让我感觉很紧张。	V/F
10. 有时我会因为有攻击他人的冲动而感到恐惧。	V/F
11. 和别人在一起时，我很害怕拿起锋利的刀。	V/F
12. 有时候我会因为脑海中很激进的想法而感到惊恐。	V/F
13. 靠近阳台时我害怕自己会跳下去。	V/F
14. 我害怕自己会在神圣的场所说出下流的话或亵渎神灵。	V/F
15. 我会想象带有神圣人物形象的情色画面。	V/F
16. 我会因为一些有悖于自己道德观念的想法而备受折磨。	V/F
17. 我有一些非常色情下流的想法。	V/F
18. 有时候我会感到对我来说很可怕的性冲动。	V/F
19. 我需要事事完美，以至于迷失在细节中。	V/F
20. 我很难停止自己不断产生的荒谬想法。	V/F
21. 我很难扔掉一些在别人看来无用或陈旧的东西。	V/F
22. 我经常很难忘记刚刚听到的话或音乐。	V/F

(续表)

23. 我有时候会因为一些事感到内疚，但别人告诉我这些事情其实超出了我的掌控范围。	V/F
24. 我经常因为无法找到正确的方式做事而很难完成任务。	V/F
25. 我一定要按照某种十分具体的方式来做事，以至于我会停滞不前而无法完成。	V/F
26. 很多时候我总是在同一个话题上纠结很久，以至于几个小时过后还没得出任何结论。	V/F

答案评审和解读：如果你认为这26条中有符合你的描述，并且你认为这些观念、想法、感受或冲动是荒谬而不理性的（或者你曾经这么认为），你就有可能患有强迫症。要做出患有强迫症的诊断，至少还要满足下列情况之一：

1. 由于这些观念、感受或冲动，你产生了强烈的不适感。

2. 你花费了很多时间采取行动，来减轻或避免在不采取行动的情况下这些观念、感受或冲动带给你的不适。

3. 由于这些观念、感受或冲动，或者那些你为了减轻不适不得不采取的行动，你的家庭、社会、学校和工作关系正遭受严重的不良影响。

强迫症患者的案例

接下来我们将简单介绍一些强迫症患者的案例，之所以选择这些案例，是因为它们涵盖了大量我们在咨询中常见的强迫观念和强迫行为。然而，强迫症患者呈现出的变化要远远超出这些例子所涵盖的范围。强迫症并不是通过患者表现出的具体的强迫观念或强迫行为来诊断的，而是通过人们由于反复出现十分荒谬的观念、想法或冲动而备受折磨，从而采取行动来抵消这些感受的事实来判定的。在后面的章节中我们会回顾并详细分析这些案例。

玛利亚的例子[①]："我是一名患有精神病的母亲吗？"

玛利亚今年 25 岁，她刚刚结婚并有了一个孩子。在儿子出生后，她便放弃了自己在家附近水果店的工作。现在她全心投入照顾孩子并帮助丈夫处理一些小生意的文书工作。起初，和所有母亲一样，照顾宝宝让她感到了巨大的压力。一天结束后她总是精疲力竭，还要把孩子抱上床和她一起睡，这样孩子才能好好睡觉。有一天，她正在厨房做饭，孩子在婴儿椅上坐着。她拿起刀准备给土豆削皮，而当她看到儿子的时候，脑海中如惊雷般闪过了一个念头："要是我刺伤了孩子……"她感到非常惊恐，僵在原地，全身不寒而栗，刀子从她手中滑落。她立刻哭泣着冲过去抱住她的孩子，像是要保护他似的。从那时起，她就不再和儿子一起睡了，以防自己在睡着后用身体闷死儿子。在厨房时，如果儿子就在边上，她就不会拿起刀具。她把刀具都收在最里面的抽屉里，使自己很难取到。如果儿子在旁边而她不得不拿起刀子削皮，

---

① 代表患者身份的姓名及其他信息已做更改以保护其隐私。

她会尽可能到儿子的视线之外或者在有其他人在场的情况下做这件事。

阿德拉的例子："做好检查是件复杂的事"

阿德拉已经结婚了，她曾经尝试要孩子，但是一直没有怀孕。她今年 37 岁，被丈夫称为"奇怪的女人"。上床睡觉之前，她总是要检查天然气阀门是否关好了。这不是什么特别的事情，很多人都会这么做，但是她要花费 15 分钟来做这件事。首先，她关闭阀门，然后，为了让自己更加确信，她重新打开它，再关一次。当她离开管道边上时，又会产生怀疑："我刚刚关好了吗？"所以她会回去重新确认一遍。她习惯把阀门向左拧紧，直到确信阀门已经关闭。但是她回到房间后，脑海中又会出现之前的疑问："我刚刚关好了吗？"然后她就开始冒冷汗，感到不安，只有起身再去检查一遍，这种感觉才会消失。有时候这种疑虑会让她非常痛苦，以至于她会请求丈夫再去检查确认，因为她自己实在受不了了。而当她丈夫回到房间时，她又会问他："你确定你已经关好了吗？"丈夫总是给出肯定的回答，但是她还是坚持问："你确定吗？"她甚至会要求丈夫再去检查一遍，直到他生气为止。有时候，她是哭着入睡的。

出门的时候，她一定要把钥匙转 3 圈锁好房门。这看上去很简单，许多门锁是可以转 3 圈的，但是她必须在完全安静的情况下完成这件事。如果她转完第 1 圈后某位邻居突然出现，她就装作自己忘了什么东西，再次进入房间，然后再次出门并重新锁一次门。如果锁门的过程中她听见了电梯的声音或者其他声响，她就必须重新开始，直到她能清晰地听见钥匙转动的声音。最终能够出门的时候，她已经在锁门这件事上花了 20 分钟。

在出门之前，她必须确认所有窗户都关好了，这意味着她要逐个房间检查。通常她会抓着把手拧 3 次，直到确信窗户已完全锁好了。当她把整个房间都转了一圈后，她经常会怀疑某个房间的门没锁好。她记不清自己是否检查了 3 遍，于是又回去确认。此时她已经有一点不安的感觉了，所以她会再把所有房间检查一遍以防万一……她出一次门可能需要 20 分钟到两个小时。

苏珊娜的例子："污染如魔法一般倍增"

苏珊娜是一名 36 岁的女性，也是一家化学公司实验室的负责人。这段时间以来，她发现自己变得越来越"疑心重重"。她经常觉得自己可能被污染或者污染别人。这种想法迫使她洗手越来越频繁，甚至每天要洗 60 次。她在工作中会接触一些危险的化学物质，所以确实需要采取一些预防措施。然而，她意识到自己的小心谨慎已经超出了合理的范围，她之所以向心理医生咨询，正是因为她害怕其他人会"注意到什么"并觉得她很"奇怪"，从而给她在公司的晋升造成阻碍。我们了解到她的个人生活时，发现她在家里也表现出了一样的"小心谨慎"：她需要和工作时一样经常洗手，洗澡需要 30～40 分钟并且必须严格遵守一套特定的程序，每次清洗都必须按照特定的方式以防止残留在卫生间的病菌传播。有时候这些清洗工作需要重复多次，超出寻常的次数，直到她感觉达到了完全净化的效果。最让她感到痛苦的是，她发现自己被困在了这样一种荒谬的情境中：她清楚自己并没有被任何东西污染，但是不清洗会让她无比焦虑，所以她不得不一遍又一遍重复清洗。

罗伯托的例子："一个井井有条的世界是完美的世界"

罗伯托是一家银行的出纳员，一直不太擅长学习。起初他从银行助理干起，多亏了他努力上进，最后被提拔为出纳员。他如今已经结婚了，妻子没有工作，不久后他就有了两个孩子。银行将他派遣到了一个沿海城市，那是他第一次离开自己一直生活的城市。他每天下班后都非常疲倦，还患上了抑郁症。生病期间他请了病假并进行药物治疗。重返工作花费了他很多力气，但最终他还是成功复职了。他买了一辆无可挑剔的二手车，这是他拥有的第一辆车。他经常清洗得非常仔细，也经常查看自己的车是否有被剐蹭的痕迹。他非常细心，总是按照同样的顺序检查车子，先从底部开始，然后是车门、前后翼子板、引擎盖，最后是后备厢。在确认一切井井有条之前他总是要检查很多遍。他是个汽车迷，所以他经常购买一些汽车相关的杂志。在和妻子因为杂志在家中占地太多大吵了几次之后，他决定把杂志收在车库和杂物间里。他现在已经有好多箱杂志，几乎没有空间放别的东西了。

他银行工位上的所有东西都必须摆放整齐，所有纸张必须按大小分类，排列整齐。同事们发现他干活需要很长时间，他们1分钟之内就能做完的事，罗伯托要花10分钟。罗伯托也感觉同事们在背后议论自己，这让他心情更差了。他感到十分沮丧，于是更加努力地工作。当他看见某个同事桌上的文件没有摆放好，他的注意力就完全集中在上面。除非把纸张都按顺序整理好，否则他无法倾听别人讲话。有的同事甚至会弄乱桌上的文件来吸引他的注意力。

罗伯托自此便过上了地狱般的生活。每天早上起床对他来说越来越困难。当他回到家时，他会花很长时间在车库检查车子是否完好无损以及是否有划痕。家门旁边的墙上出现了一些小裂缝，他也会慢慢从上到下反复检查这些裂缝，想要确认裂缝的数量有没有增加。他平常还会花费很多时间仔细检查眼镜片是否有划痕。他总是按照同样的顺序检查：首先检查眼镜腿，然后是眼镜梁，最后是镜片。上床睡觉前他总是把眼镜放在固定的位置。早上起床时他也总是遵循同样的顺序：先穿袜子，然后套上裤子，先不扣纽扣，接着穿衬衣，从下到上系纽扣，再把衬衣塞进裤子里，扣好裤扣，打领带，最后戴上眼镜。这时他才会拿起皮夹放到裤子左边的口袋里，再把家里的钥匙放在右边的口袋里。如果这个顺序有任何改变，他就要重新开始，也就是说，他要把衣服都脱掉，从第一步重新开始。他如果不这么做，就会觉得自己、妻子或孩子今天会遭遇不好的事情。

恩里克的例子："我会是同性恋吗？"

恩里克是一名45岁的男性，和数名女性保持着稳定的关系。他至今未婚，也没有和她们中任何一人一起生活的打算。他和年迈的父母住在一起，对自己的生活方式也没有任何不满。他喜欢和朋友们一起出去玩乐、喝酒，追求夜晚偶遇的有魅力的女性。他来做心理咨询是因为自几个月前起，他开始因为自己的一些想法和冲动而感到担忧。恩里克说，有时候他会因为脑海中突然出现自己可能是同性恋的想法而感到紧张，他会茫然失措地想："如果我从来没喜欢过男性，我会是同性恋吗？我尊重喜欢男性的男人，但是我自己一直喜欢的是女人。"有时候和母亲在一起时，他害怕自己突然产生"冲动"去触摸母亲的胸部或臀部，这种想法令他非常痛苦。他认为这种想法非常可怕并且担心自己可能无法控制这种冲动。现在他会回避任何有可能触发自己强迫想法和冲动的情境，尤其会避免靠近母亲，并减少和朋友出入酒吧的频率。

维利迪阿诺的例子："如果现实皆是虚假呢？"

维利迪阿诺是一个刚满18岁的聪明小伙子。他总是很有责任心，勤奋好学。他的母亲视他为"最棒的孩子"，他无论在行为举止方面还是责任感方面都很优秀，不过有时候她忽略了儿子很少和朋友们出去玩的事实。在学习了古典哲学之后，尤其是学习了柏拉图和笛卡尔的思想之后，他更加害怕现实并不是他以为的样子。他说世界可能是虚假的，这种想法令他非常痛苦。他害怕自己的生活如同电影《楚门的世界》里的主角一般，或者整个世界可能像电影《黑客帝国》所呈现的那样，是"虚拟的"。在电影《楚门的世界》中，主人公楚门出生在一个由电视制作公司建造的世界里，他的生活被24小时实时转播，却从来没有意识到他住在一个人造的世界里。他所有的朋友、同事和熟人都是按照剧本行事的演员。在电影《黑客帝国》中有这样的情节：我们人类所生活的世界是由一台超级电脑操控的，它将虚拟现实"注入"我们的大脑，而与此同时我们相信自己过着真实的生活。有时候维利迪阿诺会花费好几个小时进行"哲学思考"，探究世界究竟是怎样的，这并没有让他得到任何确切的答案，却实实在在给他带来了大量不必要的痛苦。

如何解决我的问题？

如果你患有强迫症或者认识患有强迫症的人，你可能会觉得目前所阅读的大部分内容都非常熟悉。或许你也想知道这个问题是否能得到解决，以及你能做些什么来解决这个问题。目前，有两种治疗强迫症的有效方法：一种是心理治疗，另一种是药物治疗。有时候可以将这两种方法相结合，尤其是当强迫观念占据主导地位而强迫行为几乎没有出现的时候。不幸的是，在不具备针对这种障碍的专业心理治疗条件的情况下，医生只能提供药物治疗。

心理治疗

心理学和精神病学理解心理问题的方式不同，因此治疗方法也不同。治疗方法包括认知行为疗法、心理分析疗法、动力心理疗法、系统疗法、人本主义疗法等。根据不同的心理问题，每种治疗方法都有或多或少的益处。

到目前为止所完成的科学研究表明，唯一能够治疗强迫症并减少病情复发的有效心理治疗手段就是认知行为心理疗法。本书介绍的正是这种疗法。原则上来说，这种疗法在个人治疗和小组治疗中同样有效。当强迫症和其他问题同时存在时，适合患者个人情况的心理治疗方法更可取。强迫症心理治疗的目的是减少强迫观念、强迫行为出现的频率以及这些观念和行为造成的不适感，提高患者的生活质量，并在某种程度上让患者过上完全正常的生活。

药物治疗

到目前为止，尽管人们已经尝试了用很多药物来控制强迫观念和强迫行为，但是被证实有效的药物只有抗抑郁药物。

即使强迫症患者并未同时出现抑郁症状，这些抗抑郁药物也对强迫症有疗效。药物治疗的问题在于，相较于它和心理治疗相结合的方法，药物治疗在停药之后病情复发的可能性更大。

在任何情况下都应该记住自行服药是不明智的做法，而且在开始或中断药物治疗之前，一定要向专家咨询。

内容导览

这本书是为了帮助患者通过各种方式克服强迫症而编写的。如果你因为自己的一些症状而感到十分痛苦，或者对自己的心理健康状态存有疑虑，你应该在试图给自己下诊断并进行治疗之前向临床心理医生咨询。仅凭一本书很难帮你排除你目前可能正在遭受的其他问题，而这些问题或许正是需要优先解决的。

我们已在上一段中做出了提醒，现在我们将详细介绍本书编写的过程、内容以及你该如何利用它。

我们的主要目的是提出一些和强迫症治疗方法相关的、新颖且经过检验的观点。与此同时，我们会通过丰富的案例循序渐进地提出某些方法建议，让感兴趣的读者能够将这些建议应用于日常生活。

在第二章，我们将介绍强迫观念和强迫行为的主要类型、它们和其他类似问题在表现上的差异，以及我们所掌握的关于强迫症的起源、发展和发作频率的信息。

在第三章中，我们将从心理方面和生理方面的倾向以及当前症状的诱发因素来深入探讨强迫症发作的原因，也会对强迫症一旦被诱发就持续存在的因素进行研究。

紧接着我们将会阅读一些比较实用的章节。在这些章节中，我们会分析患者的具体情况，在强迫状态下涌入患者脑海的错误想法和失调的观念。当然，我们会进行一些实验来验证患者的强迫信念，在做出了可行的改变之后，我们将在更坚实的基础上面对现实世界中的强迫症症状。

最后一章"勇于面对才能取得好转"中提出了一些在找到针对这种严重焦虑障碍的最终解决方法之前应当关注的问题。

DOMINAR LAS
OBSESIONES

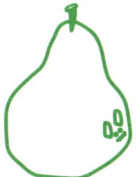

第二章
了解强迫症的线索

强迫症的特点在于强迫观念和强迫行为的存在，它们会引起患者强烈不适，并严重影响患者的个人生活、社会生活和工作。强迫观念是不由自主地出现在脑海中的想法、画面或冲动。通常这些想法、画面或冲动会与我们的道德或处世之道产生冲突，所以即便它们算不上丧失理智，我们一般也会认为它们都十分荒谬。有时候，这些强迫观念会令人非常痛苦，就像上一章中提到的玛利亚一样。突然出现伤害儿子的念头时，她会感到非常痛苦，害怕自己真的有杀人的行动，并且因为自己有这样的想法而深感抑郁。她越是努力想摆脱这样的念头，这样的想法就越会涌入脑中，她就越来越觉得无法控制自己的想法。我们接下来会看到各种类型的强迫观念，我们能想象到的类型几乎全都存在。

强迫行为是我们为了减少痛苦而实施的行为或产生的心理活动（自发的想法），期望能够抵消或消除强迫观念以防它成为现实。比如，在上一章中我们看到了苏珊娜如何因自己被污染的想法而持续地感到痛苦。她只有通过彻底的清洁才能感到放松，不过这种轻松的感觉很短暂，因为被污染的强迫观念会很快再现。我们也看到了这些以加强安全感或缓解不适感为目的的强迫行为是如何完成的。比如，罗伯托需要一切都井井有条才能感到安全和放松，所以他总是反复检查车子和眼镜并整理文件。他知道这些强迫行为在家庭和工作中给他制造了麻烦，但是他认为绝对有必要完成这些强迫行为。当他抗拒这些行为时，焦虑就会持续增加，直到他最终不得不屈服，只能不断重复这些行为。

尽管在某些情况下，这些以消除强迫观念或不安感为目的的强迫行为似乎有合理的逻辑（比如，因为我们感觉自己脏，所以才去洗漱），它们也只能暂时缓解焦虑，而且通常还会加剧伴随强迫观念出现的不安或疑虑。

强迫观念和强迫行为的类型

一般而言，强迫观念和强迫行为都和同一种执念相关，这种执念通常对患者来说十分重要。例如，像苏珊娜一样总是觉得自己受到了污染的人就很容易出现反复洗手的强迫行为。在这种情况下，就产生了一种常见的执念：污染/消毒。

当然，强迫观念和强迫行为可以任意组合。比如，我记得一位患者有被污染的强迫观念，所以他总是反复检查身体以确保自己没有出现被污染的迹象或症状。他每次出现被污染的感觉时，也会在心里反复祈祷。

我们接下来将了解的是最为常见的强迫观念和强迫行为。请你浏览并注意观察如今给你造成困扰的是什么。有可能在你的情况中存在一种具体的执念或一种强迫观念和强迫行为的特定组合。

常见的强迫观念

最常见的强迫观念与各种各样的执念相关,比如:肮脏、疾病和污染,强烈的冲动,危险的情境,性以及抽象的事物。接下来让我们详细了解一下以上每一种强迫观念的主题:

1. 肮脏、疾病和污染。在这类强迫观念中,我们可能会认为或想象自己、我们所爱之人或其他人可能会被弄脏、传染或污染,从而导致疾病或死亡。我们来区分一下这三种类型。在与肮脏相关的强迫观念中,当接触到人体排出的东西(粪便、尿液、汗液、唾液、嗝气、精液、阴道分泌物)、垃圾或腐烂的物质、动物、肮脏的衣服或物品时,人们会感到强烈不适。在与疾病相关的强迫观念中,人们害怕接触到会导致疾病(艾滋病、癌症或性病)的病菌。最后,在与污染相关的强迫观念中,人们害怕受到对健康有害的化学产品或物质的污染。正如我们在苏珊娜的例子中所见,这种强迫观念一般会引发洗涤、清洁和消毒的强迫行为。

2. 攻击。在这类强迫观念中,人们害怕自己会对他人进行身体或语言上的攻击。就像玛利亚一样,她一想到自己可能会刺伤儿子就感到非常痛苦。有些人也可能会有伤害自己的强迫观念。我还记得一位患者的糟糕经历。他总是避免独处或接近任何能够用来伤害自己的物品,因为尽管他渴望活着,他总是认为自己可能会失控并最终做出伤害自己的行为或自杀。

3. 身处危险之中。人们会出现各种各样的强迫观念，认为或想象自己或他人可能处于危险之中。这种危险可能源于人们害怕自己犯下某种过失，就像阿德拉一样，她一想到自己没关好天然气阀门、房门或者窗户就感到十分痛苦。有时候人们可能会坚信自己可以通过完成某件事来避免危险，正如罗伯托一样，他认为自己井井有条的习惯能确保自己和家人的安全。

4. 性。恩里克的强迫观念就是一个很明显的例子，由于自己有对性取向的疑虑和乱伦的冲动，他一直生活在痛苦之中。其他和这类强迫观念相关的例子还有：有侵犯或虐待他人的想法，脑海中出现令人不适的情色画面，有在公共场合裸奔或强吻他人的冲动，有性侵犯他人的感受，等等。

5. 抽象的事物。在这种类型的强迫观念中，相较于某种具体的想法，通常会有一系列和某种反复出现的执念相关的想法产生，最终会导致患者感到不适。还记得维利迪阿诺吗？这个小伙子总是花上好几个小时怀疑自己的生活到底是真实的还是虚构的。这类强迫观念可能和哲学、宗教（生命的意义或死亡之后会发生的事情）、存在方式或行为方式（比如如何成为完美的丈夫、专家、父亲等）相关。

常见的强迫行为

常见的强迫行为和以下执念相关：洗涤/清洁/消毒、检查、顺序/对称、重复、囤积。接下来让我们详细了解以上每种强迫行为的主题。

1. 洗涤/清洁/消毒。苏珊娜每天要洗60次手，洗澡也要花半个小时以上的时间。这种过度重复的行为就是我们所说的强迫性洗涤。清洗的对象可以是自己的身体、衣服、房间、宠物，甚至自己的孩子。虽然苏珊娜心里明白自己的行为是超出正常范围的，但她从未真正感觉清洁干净或者隔绝了病毒的侵袭，所以只要她产生了被污染或被弄脏的疑虑，她就会一遍又一遍地进行清洗。

2. 检查。包括查看或确保没有发生不好的事情、自己没有犯下任何错误或出现任何过失，强迫性的疑虑往往会引发这些强迫行为。比如，阿德拉需要反复确认自己是否关好了天然气阀门。如果她不确定，她就会再次检查或者让丈夫去确认。罗伯托会花上好几个小时检查他的车子和眼镜以确保它们没有任何划痕。有时候，这些检查工作可以在脑海中进行。我的一位患者总是认为自己在开车回家的路上撞了人，他总是一遍又一遍地回想自己在途中所做的事情。如果他没能保持镇定（通常都是这样），他就会检查自己的车子，看看有没有遗留的血迹，或者再次返回检查路边有没有受伤的行人。由于两双眼睛总比一双眼睛看到的多，他还会请求妻子陪同他一起去查看，尤其是在他极度焦虑的时候。这样一来，妻子就可以证明他没撞人，以防他漏掉任何细节。

3. 顺序和对称。为了能够专心工作，罗伯托需要将所有文件都"妥善"归档。有时候他会因为投入过多时间整理各种东西而拖延工作，受到批评。曾有位患者一定要餐桌位于餐厅正中央，她每天都要早起两个小时把桌子摆放到她理想的对称位置，否则她上班的时候会非常苦恼，总认为可能会有坏事发生。有关顺序和对称的强迫行为可能会通过各种物品或用具表现出来。

4. **重复和计数**。人们会重复各种各样的行为或心理活动，有时候会遵循特定的规则或重复固定的次数。阿德拉需要在完全安静的情况下把钥匙转 3 圈。如果中途被打扰，她就必须重新开始。在心里不断重复一些单词、短句、车牌号或歌曲也很常见，有时候它们可能只是一些在广播或电视节目里听到的内容。我记得有位患者总是需要用积极的想法或行动来替代内心消极的想法。每当他有攻击妻子的强迫性想法时，他就必须告诉她"我爱你"或重复好几遍"我爱我的妻子"以平息自己的焦虑。

5. **囤积**。有些患者会收集或储存一些并不实用的物品，这些物品在家里或者工作场所占据了一些不必要的空间。罗伯托的车库里堆满了装着汽车杂志的箱子。他知道自己不需要也不会再阅读这些杂志了，但是一想到要扔掉它们，他就会感到非常痛苦。车库的空间越来越少，他和妻子因为这件事情而吵架的次数也越来越多。即便如此，他还是有继续购买和储存那些杂志的强烈需求。

上述 5 种类型的强迫行为都可能以"仪式性"的方式呈现出来。当每种行动都需要严格遵循一定的顺序分步骤完成时，强迫行为就会变成一种仪式。比如穿衣服这件事，有位患者必须先穿右脚的袜子，再穿左脚的袜子，还要检查袜子是否有褶皱或是否足够平整，然后再穿裤子、衬衫等。如果穿衣顺序出现了错误或者感觉衣服不够平整，他就一定要脱掉所有的衣服从头开始。罗伯托和苏珊娜都有这种仪式性的强迫行为，这占用了他们很多时间。罗伯托检查东西时需要遵循固定的顺序，苏珊娜的洗涤行为也一样，她洗手的时候要先从拇指开始，然后是食指等。

类似强迫症，实则不是

在日常用语中，人们经常用"执念"一词指代很多不同的事物，经常能听到"你对此的执念太深了"或者"你拥有的只是执念而已"类似的话。

在本章开头我们已经定义了真正的执念（强迫观念）是什么，即突然涌入我们脑海中的令人不适和（或）荒谬的想法、画面或冲动。哪怕我们总是试图摆脱它们，这些想法、画面或冲动还是会令人不适。接下来我们将尝试说明不属于强迫观念的情况有哪些，有时候人们会将二者混为一谈。

日常生活中的担忧

有些人总是处于担忧的状态中，他们总是过度担心工作、学业、家庭幸福、孩子、经济问题、邻里冲突，等等。有时候这种过分的担忧会让人产生失控的感觉，甚至会出现紧张、不安或失眠等焦虑症状。如果这种情况持续一段时间，就可能导致肠胃问题、肌肉酸痛或极度疲惫。

强迫观念和过度担忧的区别在于人们不会因为过度担忧而感到奇怪。过度担忧的人也不会在担忧时感到惊恐或回避这种忧虑，因为他相信这种担忧对某些事情来说是有好处的。

一般而言，这些担忧旨在尝试解决日常生活中的现实问题，尽管有时候它们会触发焦虑。相反，强迫观念并不会试图解决任何问题，它们本身才是问题。

如果你总是过度担忧或有广泛性焦虑障碍，你可能会对佩德罗·莫雷诺所写的《克服焦虑危机》感兴趣。

精神错乱

根据我们的经验，大部分强迫症患者总是拖延很久才去找专家咨询，因为他们害怕被告知自己"疯了"。我不清楚你是否有这样的情况，但是你可能曾经想过，只有"疯子"才会和你有一样的想法。或许谈论这些想法也会使你感到害怕或羞耻。

一般而言，人们所认为的"疯子"是产生妄想和出现幻觉的人。产生妄想的人在没有证据的情况下坚信某件事是真实的，总是站在所有人的对立面。最常见的妄想是坚信有人跟踪或尝试伤害你，有人通过微型芯片或其他手段控制了你的想法或身体，或是坚信自己有特殊的能力（比如，认为自己有读心术，可以知道大人物的想法，或者认为自己有能力改变他人的命运），认为自己其实是另一个人（比如，认为自己是弥赛亚或拿破仑）。出现幻觉的人会看到不存在的人或物，听到给自己下达命令的声音或者脑海中有各种声音在争吵。以上所有一切都会导致奇怪的行为，因为患者以为这些妄想和幻觉是真实的。比如，患者会因为认为某个陌生人是一名间谍，或者认为这个陌生人通过植入自己体内的微型芯片给自己下达命令而和对方争吵。曾经有一名在精神病院看急诊科的患者就坚信政府在监视并控制他的生活，认为当他做了一些政府不允许的事情时，政府就会通过无线电刺痛他的胃作为惩罚。

吸毒可能会导致这些妄想和幻觉的出现，但是像脑瘤这样的器质性疾病导致的精神障碍也可能是产生妄想和幻觉的原因。它们都是精神分裂症的特有症状，也可能伴随着双相情感障碍或重度抑郁出现。

你可能会因为自己的想法而感到担忧或恐慌，但是你明白这只是你思想的产物。你不会认为是别人将这些念头灌输到你脑海中，也不会认为自己体内有什么微型芯片。另外，当一个人产生妄想或出现幻觉时，他应该也不会感到羞耻或内疚（你或许就是这样），因为他相信这些感觉都是真实的。

强迫症的起源、发展和发作频率

强迫症通常始于青春期或刚刚成年的时候，不过也有发生在儿童身上的病例。强迫症的出现一般是循序渐进的，并且可能和长期的压力或者有患病倾向的人担负起新的责任有关。比如，在家庭、学校生活中遇到困难，或是在青春期时和朋友之间出现问题；工作上的问题、与伴侣共同生活、抚养孩子的问题；对女性来说，强迫症出现在第一个孩子出生后的情况最为常见。

正是因为和压力之间的关系，强迫观念和强迫行为在平静的时候就会消失，通常在更多压力袭来的时候会再次出现。然而，在没有得到适当治疗的情况下，这些症状很难自行消失。因此，许多强迫症患者最终会感到沮丧消沉，或者走上酗酒和吸毒（为了减轻焦虑）的道路，工作和生活都出现问题，尤其是只有患有此疾病的人才能理解这种巨大的痛苦。

DOMINAR LAS
OBSESIONES

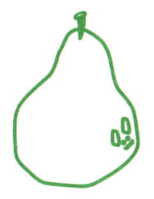

第三章
强迫症出现
和持续存在的原因

有许多患者想知道自己为什么会患上强迫症。虽然我们目前还不能确切地回答这个问题，但我们确实发现了一系列或多或少促成强迫症出现和发展的因素。接下来让我们一起详细了解一下相关内容。

"强迫症"基因

由于基因的作用，我们可能会患上各种各样的疾病。有些人比其他人更容易患上某种特定类型的疾病，比如抑郁症、精神分裂症或胃溃疡。

许多研究表明，由于自身基因，有些人比其他人更容易患上强迫症。比如，双胞胎（基因相同）相较于非双胞胎（具有相似但不相同的基因）而言更容易患上强迫症。另外，如果你的父母、兄弟姐妹或孩子中有人患有强迫症或神经性抽搐，那么你也有可能患上类似疾病。事实上，一级亲属患上这种疾病的可能性是普通人群的5倍。

大脑中有3个区域和强迫症息息相关：第一个区域叫作眶额叶皮层，与停止或抑制思想和行为的功能相关；第二个区域叫作基底神经节，与将习得的思想和行为付诸实践的功能相关（比如背乘法表或骑自行车）；第三个区域叫作扣带皮层，与注意力相关，尤其是在我们受到情绪影响的时候。以下是一些关于大脑区域和强迫症之间关系的有趣内容：

- 在这些大脑区域患有疾病（比如帕金森综合征）或是因头部受到重击而严重受损的人中，强迫症的病例比预期的多。
- 当一个人出现强迫观念或强迫行为时，对其进行功能性神经影像检查，会发现这些大脑区域很活跃。
- 当某种治疗对强迫症有效时，这些大脑区域的活动就会恢复正常。需要注意的是，无论这种有效的治疗手段属于心理治疗还是药物治疗，它都可以使大脑区域的活动恢复正常。

然而，正如俗话所说，目前尚不清楚是先有鸡还是先有蛋。也就是说，人们还不清楚到底是这些大脑区域的问题导致强迫观念和强迫行为的出现，还是强迫观念和强迫行为的出现触发了这些大脑区域的活动。

"先天性强迫症"的心理体验

别人是否经常说你是一个很负责任的人？你是否还记得从小别人就说你比同龄人要成熟？如果要说强迫症患者有什么特点，那一定是高度的责任感和对犯错的高度敏感。有时候，这种责任感和敏感程度太强，以至于他们认为自己应为事实上自己无法控制或取决于他人的事情负责。要对不好的事情负责的恐惧会使他们认为自己需要做些什么来阻止这些事情发生，或者说，在无法阻止事情发生的情况下，需要做点什么来避免对此负责。

童年时期的一些经历会使孩子更容易产生这种高度的责任感。你可以看看以下经历是否符合你的情况：

1. **过早承担责任**。有些孩子从小就"被迫"过早地成长。特殊的家庭情况促使孩子承担起与自己年龄不符或应由其他人承担的责任。阿德拉就被迫早早当家。她是5个兄弟姐妹中的老大，其中一个弟弟还患有心脏病。她父亲总是忙于工作，母亲由于患有重度抑郁长期卧病在床。12岁的阿德拉需要承担起照顾母亲和弟弟妹妹的责任，包揽所有家务，这样的责任对一个小女孩来说太沉重了。

2. **过度的家庭保护**。和上一个例子完全相反，玛利亚是3个兄弟姐妹中最小的一个。家里所有人都非常爱护她，她几乎不用独自干任何事情，她也习惯了由其他人承担责任。结婚并生下第一个孩子后，她感到非常苦恼。她对自己作为妻子、母亲和工作者的能力感到不安。由于不习惯犯错，她对错误高度敏感。

3. 家庭内部的教育。有些家庭在保持整洁、行事有条理方面有严格的行为规范，禁止犯错。罗伯托和苏珊娜就是很明显的例子。罗伯托的父亲非常严格，要求他在所有事情中都表现出色。当罗伯托犯错或手忙脚乱时，哪怕只是一个小错误或一时慌乱，父亲都会惩罚或嘲笑他。苏珊娜的经历也差不多，不过对她严格的是她母亲。她母亲是个爱干净的人，喜欢把一切收拾得井井有条。如果苏珊娜没有达到她母亲的标准，她母亲就会不理她或批评她。对一个小女孩来说，这些要求是有些过分了。如今，罗伯托和苏珊娜都已长大成人，当他们没有完美地完成任务时，他们就会怪罪自己。他们已经习惯为家里所有的问题负责，将任何一个小错误都归咎于自己。

4. 家庭外部的教育。有些学习、赛事和宗教场所对行为举止有严格的规定并非常看重这些规定。比如，恩里克的学校就有严格的道德和行为规范。自青春期开始，恩里克就因为自己有色情的想法或对其他人不够亲切友善而感到十分内疚。他总是觉得自己应为自己的想法和行为负责，从不允许自己做出任何有悖于完美的道德标准或高度专业表现的行为。

5. 偶尔产生的负面想法。当孩子们没有从亲人那里得到自己想要的东西时，他们对亲人发脾气是很正常的事情。

孩子生气的时候说一些诅咒的话或者期望没有满足自己愿望的人死掉也是很常见的事情。如果后来那位亲人不幸经历了不好的事情（车祸、被解雇、生病、死亡等），这个孩子就会错误地认为自己的想法或愿望可能对其他人的生活产生了负面影响。这很容易使这个小孩成年后认为自己必须为自己的想法和愿望负责，因为他认为这些想法和愿望会给他人或自己造成伤害。玛利亚对这种情况很熟悉。在她10岁的时候，她有一次很生哥哥的气，甚至有"希望他死掉"的想法。第二天她哥哥在跟朋友玩耍时撞到了秋千上，受了很严重的伤。自那时起，玛利亚就很害怕自己的想法。不知为何，她认为自己的负面想法会影响他人或成为现实。

6. 造成负面后果的错误。 可能你在小时候（或成年后）曾犯下某个错误或粗心大意而导致不好的结果，有可能这个错误造成了某种伤害或使他人处于危险之中，你也有可能因为这件事而反复受到惩罚或责备，这可能会让你在犯下其他错误时更容易自责。比如，每当阿德拉想起妹妹因为从楼梯上摔下来而受伤时都会感到自责和羞愧，她本该在旁边看着妹妹的。她从未原谅自己犯下的这个严重错误，并且从那之后她认为自己对其他人的生活负有很大的责任。

强迫症的诱发因素

你可能认识一些有过上述经历但是并未患上强迫症的人，他们确实存在这样的情况。正如上文所说，强迫症的需要遗传基础，也需要自身责任感得到加强的生活经历。除此之外，还需要一些其他情况，这些情况加上基因因素和经历，会诱发强迫症或使强迫症突然发作。这些情况包含生活中的压力事件和消极情绪。

生活中的压力事件

生活中的新情况和新变化可能会让我们感到不适。有些变化可能是突如其来的负面变化，比如亲人去世或患病、被解雇或伴侣提出分手。有些变化也可能是积极的，虽然出现得也很突然，比如升职、孩子出生、搬家或与伴侣同居。所有这些变化都需要一段适应期和拥有面对这些情况的能力。

还有一些负面的情况，虽然它们或多或少还在可控范围内，但随着时间推移，这些负面情况会持续存在，对我们产生负面影响。比如家人、伴侣或同事之间持续存在的争吵和矛盾，和朋友或邻居之间存在的问题，过度劳累，身体疾病，还未实现的期盼和愿望，复杂的经济情况或缺少休闲和放松的时间，等等。

所有这些新出现或长期存在的情况都会让我们压力倍增。比如，苏珊娜在出现强迫症症状之前就已经压力很大了，短时间内她被提升为一家化学公司实验室的负责人，这意味着她要承担起新的责任并改变自己的日程安排。尽管这是一种积极的变化，她还是开始质疑自己应对这种情况的能力。慢慢地，这种她曾期许已久的变化变成了对她自尊心的一种威胁。另外，她还认为没有人能帮助她。曾经的同事因为她现在是负责人而改变了对她的态度。在家里，她的丈夫非但没有支持她，还自私地抱怨她没有给他足够的关注。随着时间的推移，她逐渐产生了一种失控和不安的感觉，影响了自己的想法和心情。她变得比平时更加恐惧、焦虑和紧张。当她有了这样的感觉，她就需要做些什么来带给自己安全感。

情绪的重要性

正如我们在前文所说，那些变化会影响我们的情绪，这其实取决于我们如何解读这些变化以及我们更关注变化的哪一部分。我们可以从以下3个方面来看待变化：

1. **失去**。如果我们关注的是自己失去的东西，我们就会感到悲伤或沮丧。因为一个人可能会失去爱人、工作、一段关系、社会地位、尊重、信念、希望……

2. **威胁**。如果我们担心新情况带来的后果或危险，就会更加焦虑和紧张。

3. **不公平**。如果我们总是关注所处环境中不公平的事情，就会生气或易怒。

无论如何，负面情绪都会影响我们的思想。过往的回忆、现在的想法和未来的希望都会和这种负面的色彩相适，从而促使更多和我们意愿相悖的侵入性想法出现在我们的脑海中（比如强迫观念）。另外，我们还会对自己更加严格，更加忧心忡忡，或者因为这些想法而更生自己的气。这就是苏珊娜经历的事情，她将生活中发生的变化视为一种威胁，所以变得越来越焦虑和紧张。这使她总觉得自己可能会在实验室受到污染并越来越担心，而这种担忧又增加了她的焦虑，形成一种恶性循环。

强迫症的出现和持续存在

想象一下，你正在家里安静地睡觉，突然听见一声响动，然后就被惊醒了。你向窗外望去，发现有人进入了你的花园。你会做出怎样的反应？可能你会试图做些什么来保护自己免受入侵者的伤害，因为他可能是个危险的小偷。你警觉的反应是很合理的：因为你的花园中出现了一名入侵者，所以你必须做些什么来保护自己的安全。

现在请想象一下，当你向窗外望去时，你发现是一只猫在你的花园转悠，那么此时你又会做出怎样的反应呢？如果你不喜欢猫，我猜你也不会因为这名"入侵者"的到访感到多高兴，但是你不需要做任何事来保护自己的安全，这或许只是一个错误的警报。

在这两种情况中都有入侵者出现，但是你的反应不同。如果危险的小偷让你提高了警惕，我们所谈论的就是合理的警报。如果一只猫让你感到惊恐不安，那它就是一个错误的警报。

就像一只猫可能会突然侵入我们的花园，一天中也可能会有许多侵入性想法突然出现在我们的脑海中，引发错误的警报。面对这些侵入性想法，你会做出怎样的反应？你会把它们当作猫还是小偷？

接下来，我将用"侵入性想法"这个术语来指代出人意料地出现在脑海中且与我们的意愿相悖的想法、画面和冲动。我想用这个词是因为它强调的是，尽管我们试图摆脱这种侵入性思维（即想法、脑海中的画面或与人们意愿相悖的冲动），它还是干扰了我们的思想。

脑海中有侵入性想法很少见吗？

这个问题是在 1978 年由 S. J. 拉赫曼（S. J. Rachman）和 P. 德·西尔瓦（P. De Silva）带领的一组英国研究员提出的。为了找到这个问题的答案，他们招募了 124 个没有精神障碍的人作为研究对象，并向他们提出了以下问题：

- 你脑海中曾出现过和自己意愿相悖的想法、画面或冲动（即侵入性想法）吗？
- 它们出现的频率如何？
- 对你来说摆脱这些想法容易吗？

好的，你觉得这些人会给出怎样的回答？以下是一些有趣的结果：

- 80%的人曾有过侵入性想法，尤其是女性群体。
- 这些侵入性想法无论从内容上还是形式上来说都与常见的强迫观念（上一章中所提到的）十分相似。
- 这些侵入性想法通常会引发不适（尽管只会持续几秒钟），所以人们总是试图努力摆脱它们。一般人们会通过想些其他的事情或采取行动来分散注意力。
- 这些侵入性想法通常会在人们由于某种原因而感到十分焦虑或抑郁的时候出现。

那么，强迫观念和那些一般的侵入性想法之间的区别是什么呢？通过对比人们发现，强迫症患者的侵入性想法似乎更加强烈，出现得更频繁，持续的时间更久，因此会引发更多的不适。除此之外，这些侵入性想法并不容易被人接受，所以它们对强迫症患者来说更加难以抵抗。

鉴于这些令人惊讶的结果，其他研究者再次对此进行了研究，最后得出的结果十分相似。保罗·萨尔科夫斯基斯（Paul Salkovskis）表明，90%没有精神障碍的人都曾有过让他们感到不适且想要摆脱的侵入性想法，但这些想法还没有发展到强迫观念的地步。其他研究也表明，在感到压力、焦虑和抑郁的时候，人们最容易出现这些侵入性想法，并产生采取行动增加可控感和安全感的需求。

侵入性想法何时变成了强迫观念？

根据上文内容，我们认为拥有侵入性想法并不是奇怪或稀奇的事情。其实每个人都有出现侵入性想法的时候，尤其是当人情绪低落或压力很大的时候。那么是什么使得侵入性想法变成了强迫观念呢？为什么强迫症患者不能忽略那些侵入性想法然后就此结束一切呢？另外，如果强迫症是一种焦虑障碍，焦虑在其中又发挥了怎样的作用？我们将在本节以及下文中尝试回答这些问题。

根据基因、个人经历、成长模式和接受的教育，你形成了自己独特的人格。这种人格是由一系列你对自己、对他人以及你与一切事物之间关系的观念组成的。这些观念又使得你更看重某些价值观和原则，与此同时，有些事情对你来说一点也不重要。

想象一下，你正在和某人谈论一件不太重要的事情，同时你又听着电视新闻的背景音。突然你听到了与对你很重要的事情（你的专业、城市、家庭、喜欢的球队、对你的抵押财产有影响的事情等）相关的某些信息，你会做出怎样的反应？或许你会中断谈话，请求对方先暂停一下，然后把注意力集中在新闻上，不是吗？就像当听见自己的名字时，你自然而然会关注别人是否提到了你或者别人有什么事要对你说一样。

现在想象一下，对于一个怀孕的姑娘来说，家庭和成为一个好妈妈十分重要。她总是认为她的母亲以前对自己既冷漠又挑剔，所以她希望自己不要犯相同的错误，也希望自己能成为一名优秀的母亲。她已经决定辞职以便全心照顾她的新生宝宝。她对孩子的出生满怀期待，开心地认为自己已经对未来做好了一切准备。你能想象这样一个姑娘吗？你能想象到她的感受吗？请仔细思考，然后继续阅读。

孩子终于出生了，她把宝宝抱在怀里。几天过后，她觉得不是很了解自己的孩子，没办法让他平静下来，母子之间的相处也遇到了一些困难。她晚上睡不着觉，乳房疼痛，十分想念之前的同事。虽然她的丈夫也十分努力，但是最终并没有按照她的预期和希望行事。另外，她的母亲也对她作为母亲的能力颇有微词。你觉得这个姑娘现在是什么感受？是的，她很高兴成为一名母亲，但是她同时也会感到不安和沮丧，对吗？如果这样的情况长期持续下去，她就可能变得焦虑和压抑，从而更容易出现侵入性想法。

正如上文所说，压力环境和消极的情绪容易促使侵入性想法的产生。如果突然间在这些侵入性想法中出现了在公共场合脱光衣服或对自己的宗教信仰产生怀疑的冲动，会发生什么事情呢？或许这些想法不会对她产生什么影响，忽略这些想法对她来说很容易。但是，如果她在给孩子喂奶的时候突然产生了刺伤孩子的想法或冲动该怎么办？十分重视家庭且渴望成为一名好母亲的她会怎么看待自己？刚开始的时候她可能会想"这太愚蠢了"，但是由于她的注意力全部集中于这种侵入性想法（因为她希望自己成为一名优秀的母亲）上，她可能会想："什么样的母亲会有这样的想法？对我的孩子来说，我就是个危险人物。"

你觉得接下来会发生什么？也许什么都不会发生。或者，这种侵入性想法及其可能发生的后果会反复出现在她的脑海中。她可能因为这样的想法而回想起之前伤害他人的经历或者质疑自己作为母亲的能力。对这些想法的担忧加上她已经承受的压力，很容易让她产生更多类似的侵入性想法。她会越来越担心那些侵入性想法会再次出现。当这些想法出现的时候她也会越来越害怕。她的焦虑程度将会飙升，想采取行动来控制这些想法的需求也与日俱增。这就是玛利亚所经历的事情，她就是我们在第一章提到的那个姑娘。

因此，侵入性想法本身不一定都是会变成强迫观念的消极想法。在前面的例子中，那些有关性（在公共场合脱光衣服的冲动）或宗教（对自己宗教信仰的质疑）的侵入性想法并没有对她产生什么影响，也没有以任何方式让她产生共鸣。相反，那些攻击性的侵入性想法（刺伤孩子的冲动）确实与她自身的价值体系和原则（经营家庭以及成为一名优秀的母亲）相关，这些事情都对她很重要，她的注意力也都被这些侵入性想法吸引了。同时，这些想法又使她产生了其他关于自己作为母亲的能力的批判性想法，这又让她感到内疚（"我不是一个好妈妈"）和焦虑（"我的孩子因为我的错误而处于危险之中"）。对这位母亲来说，这种侵入性想法就变成了一种强迫观念。按照花园入侵者的比喻，当这种侵入性想法出现在她脑海中时，实际上入侵者只是一只猫，也就是说，这只是个错误警报，但这位母亲的反应就像碰见小偷闯入花园一样，她自然就提高了警觉。

但是，如果像化学公司的实验室负责人那样，一个女人因为全身心投入自己的事业，所以目前没有孩子也不打算要孩子，那么她脑海中出现这种侵入性想法时会发生什么事情呢？她会因此受到很大影响吗？可能她根本就不在意这种想法，把它抛诸脑后了。可如果她开始产生和污染（她在实验室工作）相关的侵入性想法时，她会怎样呢？或许这种侵入性想法就没那么容易被她忽视了。她可能会出现自己总是受到污染的想法，就像上一章中苏珊娜所经历的事情一样。

总之，当某种侵入性想法和我们个人的价值体系或经历相关，且引起了我们自身的共鸣时，我们关注它的可能性就更大，这种想法更有可能在我们脑海中张牙舞爪地凸显出来。它们会让我们产生批判性的想法或感到不安，令我们十分痛苦，觉得自己需要控制当下的情况才能获得平静。

强迫行为何时出现？

强迫行为是意图缓解我们不适感的行为或心理活动。原则上说，如果某种行为没有让我们产生不适或在工作、家庭、朋友/熟人中引发问题，就没必要将它视为有问题的行为。那么一种行为在何时会变成强迫行为呢？这与强迫观念又有什么关系呢？

以阿德拉为例，检查一遍天然气阀门不算强迫行为。然而，每天检查20遍天然气阀门是否关好，再在心里回想20遍自己关好阀门的过程，然后请求丈夫多次确认并频频为此争吵，那这确实就是个问题了。正常的检查行为就变成了强迫性的检查行为。因此，行为本身（检查、洗涤、整理、计数……）并不存在问题，问题在于多次重复这样的行为所引发的问题比它实际解决的问题更多，并且这样的行为长期持续下去所造成的不适可能比短期内试图缓解带来的不适还要多。

通常强迫行为和强迫观念之间存在着某种联系。因此，我们希望利用这种联系避免强迫观念成真，或者在它已经成真的情况下，我们尽力阻止了事情发生，这样我们就不用为对自己或他人造成的负面后果负责。比如，如果我总觉得自己脏，很有可能我会有清洗自己的强迫行为（这样我就不脏了），或者如果我有伤人的冲动，很有可能我就得反复确认我没有伤害别人（这样如果别人出了什么事，我就不用负责了）。然而，有时候强迫行为不一定和强迫观念相关，甚至有人在没有强迫观念的情况下也会做出强迫行为。

你应该还记得罗伯托，他需要整理、检查和囤积一系列物品才能感觉平静和安全。当他被问到有什么强迫观念时，他说自己并没有任何强迫观念。但是他后来意识到很多年以前自己确实有这样的观念，那时他坚信家里的某个人可能处于危险之中或死亡，整理、检查和囤积物品能帮助他摆脱这样的想法，让他有一种安全感。随着时间推移，这种强迫观念和强迫行为的组合就变成了一种自然而然的习惯，就像我们开车的时候不会特别注意我们是怎么换挡的一样。这样一来，他就不需要强迫观念来触发强迫行为了。他会直接开始整理东西，不会对这种行为产生任何疑问。当他没有这么做时，他就觉得会有坏事发生，只有完成这种强迫行为，自己才能感到平静。最终，对他来说完成这种强迫行为（尽管最后同样会引发问题和不适）比忍受因不做这些事情而产生的担忧和不适要更容易。

假如你不曾有过强迫观念，那你也可能有过不适和不安的想法或感觉，它们会促使你做出强迫行为，这些行为要么是偶然发生的，要么是因为它们能帮助你在其他情境中平静下来而产生的。一些有趣的实验发现，不同种类的动物长期处于压力状态且无法控制发生在自己身上的事情时，它们就会做出一些无谓的强迫行为，仿佛想不顾一切地尝试控制当下的情况或摆脱这种不适感。我们作为动物（尽管我们属于有理性的动物），在这方面也没什么不同。如果你不曾有过强迫观念，那可能你也曾有一段处于压力状态的时期，觉得自己困于其中或无能为力。或许你甚至认为这种不适感永远不会结束，或者会变得更严重。与侵入性想法（在压力状态下被触发）相同，这样的情况可能已经触发了某些行为或心理活动，试图重新掌控当下的情况或缓解你的不适。

总而言之，强迫行为是人们为了阻止强迫观念导致的负面后果（并避免为这些后果负责）而采取的行动或产生的心理活动。我们也可以通过强迫行为来缓解强迫观念引发的不适感。在没有强迫观念的情况下，强迫行为的目的可能是缓解人们目前由于各种原因而产生的不适感，或者在我们感到不安或压力很大时给予我们一种可控的感觉。

强迫观念和强迫行为如何持续存在？

目前我们已经知道基因和个人经历可能会让我们更容易患上强迫症。我们也了解了压力状况和/或负面情绪可能会引发侵入性想法。如果这些想法引起了个人情绪上的共鸣，它们就有可能变成强迫观念，导致人们感到不适。然后，为了控制这种不适感，人们就会采取某些行动或产生某些心理活动，而如果这些行为或心理活动具有了必要性或导致了某些问题的产生，它们就变成了强迫行为。但是为什么强迫观念和/或强迫行为一旦出现就会持续存在呢？

下面，我们大概总结了强迫观念和/或强迫行为持续存在所经历的不同步骤：

1. **找出危险**。为了避免危险，首先需要找出危险。如果你害怕自己的侵入性想法成真，你就会更加注意这些想法，也会更加关注自己所认为的威胁。苏珊娜害怕自己受到污染，所以她对危险化学品更加注意或时常关注自己的身体是否出现了被污染的迹象，时刻对污染保持警惕。问题在于，当她对这方面过度关注时，她注意到了之前没有察觉到的事情。最终，她觉得到处都有污染物，这样的想法令她更加警惕。

2. 回避恐惧。当我们接近害怕的事物时，我们就会变得更紧张。当我们远离恐惧的事物时，我们就会感到更放松。因此，你可能会尽量回避你恐惧的事物。面对刺伤儿子的强迫观念，玛利亚避免和儿子单独相处或避免手头有"可能成为凶器"的东西。短期内，她会觉得松了口气。但是长远来看，她会越来越害怕和儿子单独待在一起，甚至坚信自己对孩子来说是种危险，而事实上她很爱她的孩子。

3. 焦虑加剧。你越是注意那些可能存在的危险，越是回避它们，当你避无可避时，就感到紧张。有时候，你太过焦虑，只要侵入性想法一出现，你就会感到恐慌。

4. 背叛我们的补救措施。随着焦虑加剧，人们会寻找缓解焦虑的方法。有人可能会试图阻止或控制那些想法，有人则试图搞清楚这些想法的逻辑。而当这些办法都不管用时（通常都会这样），强迫行为就出现了。强迫行为能让人立刻放松下来，似乎很有效，但是最终这种办法会背叛我们，因为人们会越来越依赖这些强迫行为，以便让自己感觉好受些（而强迫行为最终会导致其他问题）。于是，苏珊娜总是不停地清洗，阿德拉总是反复检查天然气阀门是否关好了，罗伯托总是在整理和囤积物品，等等。

5. 错误的帮助。寻求平静的一种方式可以是请求他人帮助。你可能会请求别人帮你检查什么东西或者只是陪着你，以防你做出什么荒唐的事情来。我还记得一位货车司机总是觉得自己撞了别人，于是他请求妻子在途中陪着他，以确认自己没有撞到人。这似乎能让他平静下来，但是事实上他会逐渐确信自己不能独自一人开车。如果他的妻子有一天不能陪着他，他就会极度焦虑，感到十分恐慌，甚至会耽误工作。

DOMINAR LAS
OBSESIONES

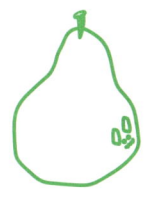

第四章
克服强迫症
是不可能完成的任务吗？

如果你患强迫症已经有一段时间了，那么对你来说克服强迫症似乎是不可能完成的任务。或许你已经应家人和朋友的请求做了一些尝试，但是没有得到任何结果。你自己肯定也尝试过多次抵制洗涤、清洁或检查等行为的冲动。你可能会感到紧张，头上冒冷汗或胃部绞痛，而除了感觉自己双手脏了、房间乱七八糟或不确定门是否关好之外，你脑海中再放不下其他任何事情。这种不适感非常强烈，最终你屈服了。放弃抵抗时感受到的轻松让你认为抵抗比屈服更糟糕。可能在经历了几次失败之后，你就会得出结论：强迫观念是不可战胜的。

克服强迫症需要方法和毅力。这并不简单，但却是有可能的。你应该在采取行动之前了解打破强迫观念和强迫行为的恶性循环的方式，这意味着你需要处理某些错误的观念或想法。为了帮助你记住这一点，我们创造了一个叫作"CALMA"的缩略词。这是一种包含5个步骤的治疗方法，我们将在表4.1中简要介绍这种方法。

表 4.1　CALMA 疗法的组成步骤

C	了解你的具体情况 （Comprender tu caso particular）	第一步：根据你目前对强迫症的了解，更好地知晓你正在经历的事情。
A	分析你错误的想法 （Analizar tus pensamientos erróneos）	第二步：在这一步，我们会回顾强迫症中常见的错误想法和观念。我们将提供线索以便了解这种精神障碍中的扭曲现象。
L	实践实验 （Laboratorio de práctica）	第三步：我们之所以如此命名，是因为我们会在这一步让你完成一些"实验"。这些实验将会帮助你认识到上述观念如何引起你的不适并使你为了缓解不适做出强迫行为，从而形成恶性循环。这种恶性循环使强迫症持续存在，随着行为的重复而变得越来越严重。
M	做出可行的改变 （Modificar lo modificable）	第四步：在这一步中，我们建议改变面对忧虑和强迫观念的方式。
A	在现实世界中采取行动 （Actuar en el mundo real）	第五步：由于强迫症的解决方法应当迁移到现实世界中，我们建议将所学应用于日常生活的情境中，从而克服强迫症。

本章接下来的内容将专注于第一个步骤：了解你的具体情况。后续章节将会详细介绍这种治疗方法中的其他步骤。

了解你的具体情况

在之前的章节中我们已经提供了一些信息帮助你了解强迫症和强迫症持续存在的方式。你会觉得有些内容完全符合自己的情况，但在其他方面或许就不是这么回事了。因此，我们建议你好好分析自己的具体情况，以便找到各种强迫观念和强迫行为的共性：你因为什么而变得脆弱？这种症状是如何被触发的？思想会如何对你产生不利的影响？通过什么方式能缓解不适？这一切对问题的持续存在有什么重要作用？

在表 4.2～表 4.6 格中你会发现一系列能帮助你将强迫症"开膛破肚"的问题，请花些时间好好回答这些问题。如果你有任何疑问，可以询问你的亲朋好友。有时候，其他人能比我们自己更客观地看待我们所经历的事情，或者提供一些我们不曾注意的有价值的细节。比如，有时候我们的家人能注意到我们没有在某个特定的地点或和某个特定的人完成某种习惯性的活动。你也不太可能对自己有关检查、清洗或其他的怪癖变得严重的方式和时间有很清晰的记忆。有时候，谈起这个话题，人们会想起某个非常暴躁、古怪、患有抑郁症或曾经被送进精神病院的老伯伯或祖母……很多时候人们总是羞于提起这些事情。回顾一下上一章所列的常见强迫观念和强迫行为也对你很有帮助。

表 4.2　找出我的强迫症的根源：基因和"先天性强迫症"的心理体验

强迫症基因。如果你的家人中（或你自己）有人曾患有以下一种或多种疾病，请打钩：

- ☐ 强迫症。
- ☐ 焦虑症。
- ☐ 抑郁症。
- ☐ 神经性抽搐症。
- ☐ 神经性厌食症。
- ☐ 注意力缺陷多动症。

"先天性强迫症"的心理体验。如果你童年时期曾有过以下经历，请打钩。

- ☐ 我被迫很早就变得懂事和成熟。
- ☐ 我被家人过度保护或我总是对危险保持警惕。
- ☐ 我的父母对我要求很严格或（并）总是批评我。
- ☐ 我受到了严格的教育或一直遵守严格的行为规范。
- ☐ 我想过或期望过一些消极的事情，然后它们真的发生了。
- ☐ 我犯过令我十分后悔的错误。
- ☐ 我曾有过非常不好的经历，让我感觉无论做什么也无法获得安全感。

表 4.3　找出我的强迫症的根源：诱发因素

在你强迫症开始发作的几个月前，你在生活中经历了什么变化？

☐ 家庭中的变化：我脱离了父母；我结婚了；我有了孩子；我离婚了；我

（续表）

的伴侣提出了分手；一位家人离开了我。
- ☐ 工作中的变化：离职、升职或调岗。
- ☐ 搬家。

你是否经历过不好或令人不快的事情？
- ☐ 所爱之人死亡、生病或发生意外。
- ☐ 我被抢劫、袭击、侮辱或虐待。
- ☐ 我长时间忍受某种糟糕的情况并觉得自己无力改变现状。
- ☐ 我和家人、伴侣或工作伙伴产生了冲突。

面对这样的变化或情况你感觉如何？
- ☐ 感到不安或恐惧。
- ☐ 没有能力或方法来面对。
- ☐ 感到无力。

除了可能发生的糟糕变化或情况，强迫症发作的几个月前你情绪如何？
- ☐ 感到压力、焦虑或担忧。
- ☐ 悲伤或意志消沉。
- ☐ 生气或易怒。

表 4.4　定义我的强迫观念

最近困扰我的侵入性想法总是通过以下方式呈现：

☐ 想法、观念或疑虑。
☐ 脑海中的画面。
☐ 冲动或感受。

通常与我的侵入性想法相关的是：

☐ 肮脏、疾病或污染。
☐ 对他人造成身体上或精神上的伤害。
☐ 伤害自己。
☐ 面临危险或某人遭遇不好的事情。
☐ 犯下带来严重后果的错误。
☐ 性别或性取向／性行为。
☐ 抽象的念头：宗教、哲学、存在方式……

接下来请详细说明你的侵入性想法有哪些。如果它们以画面、冲动或感受的形式存在，请对它们进行详细的描述：

表 4.5　我对强迫观念的反应

当这些侵入性想法出现时,你会怎么想?

- □ "我不该有这些想法,太可怕了。"
- □ "我必须阻止它发生。"
- □ "无论发生什么,都是我的错。"
- □ "我正面临危险,我必须做些什么。"
- □ "我再也无法忍受这些想法了。"

如果你有别的想法,请写在下方:

对你来说这些侵入性想法的出现意味着什么?别人会如何评价你?

- □ "我是个坏人。"
- □ "我对他人或自己是一种威胁。"
- □ "我有缺陷,我很软弱或自卑。"
- □ "我是个无能的人。"
- □ "我没有责任感。"
- □ "我很脆弱并面临危险。"
- □ "别人会拒绝我。"
- □ "别人不会再喜欢我了。"
- □ "别人不会再尊重我了。"

(续表)

如果有其他想法,请写在下方:

有了这些想法后你感觉如何?

□ 羞愧或内疚。
□ 不安、焦虑或紧张。
□ 生气或易怒。
□ 悲伤或抑郁。

如果有其他感受,请写在下方:

你会做什么让自己感到轻松一些?

□ 我试图阻止或控制我的侵入性想法。
□ 我会担心我的强迫观念有一部分是真实的想法。
□ 我自己内心在做斗争,想说服自己:我的强迫观念都是荒谬的想法。

（续表）

☐ 我试图分散自己的注意力，不去想这些事情。
☐ 我会回避那些让我产生强迫观念的事物或情境。
☐ 我会回避那些让我产生强迫观念的人。
☐ 我会请求别人陪着我。
☐ 我会从他人那里寻求安慰。
☐ 我会请求某人为我做些什么。
☐ 我会进行某种强迫行为（如果是这样，请继续看下一个表格）。

请在下方详细描述，你为了感到轻松都具体做了哪些事情：

表 4.6　定义我的强迫行为

你觉得自己必须做哪些事才能感觉好点呢？

☐ 洗涤、清洁或消毒。
☐ 反复检查某样东西。
☐ 整理东西，尤其要对称摆放。
☐ 按顺序或固定的要求（仪式）做某事。
☐ 重复做某事达到固定的次数。

（续表）

- [ ] 在脑海中反复回想做某件事的过程。
- [ ] 用积极的行动或想法来替代消极的行动或想法。
- [ ] 在心里计数、祈祷或讲述某件事。
- [ ] 囤积或收藏东西。

请在下方详细描述你为了感到轻松都做了哪些具体的强迫行为：

如果你没有进行这些强迫行为，你认为会发生什么事情？
- [ ] 我的侵入性想法会成真，一切都将是我的错。
- [ ] 我会失控，做出荒唐的事情。
- [ ] 我会产生执念，不能专注于其他事情。
- [ ] 我会整天都心烦意乱，感到不安。
- [ ] 我会感到极度不适。
- [ ] 我会发疯。

如果有其他答案，请写在下方：

强迫症案例分析

接下来我们看看一些患者是如何分析他们自己的情况的。你应该还记得我们在第一章末尾简要介绍过这些案例。在第一个案例（苏珊娜）中，我们会分析她填写的这些表格。其余的案例分析则不包括相关表格。

强迫性洗涤：苏珊娜的例子

苏珊娜总是害怕自己受到污染，因此需要不停地清洗。她的家人中没有任何一个人有同她一样的强迫症，即使她母亲非常热衷于清洁和整理。每当想起母亲对她严格的要求时，苏珊娜都很伤心。相反，她父亲比较温柔，不过他总是很焦虑，总是担心日常生活中的各种问题。有时候他会通过饮酒来缓解自己的焦虑。她的父母都拥有坚定的宗教信仰，并把这种信仰传递给了子女。至于苏珊娜的基因，她知道自己的一位婶婶曾因抑郁症入院，还有一位表姐正在进行神经性厌食症治疗。根据以上信息，她填写了表4.7。

> ### 表 4.7　找出我的强迫症的根源：基因和"先天性强迫症"的心理体验
>
> 强迫症基因。如果你的家人中（或你自己）有人曾患有以下一种或多种疾病，请打钩：
>
> ☐ 强迫症。
> ☑ 焦虑症。
> ☑ 抑郁症。
> ☐ 神经性抽搐症。
> ☑ 神经性厌食症。
> ☐ 注意力缺陷多动症。

"先天性强迫症"的心理体验。如果你童年时期曾有过以下经历，请打钩。

☐ 我被迫很早就变得懂事和成熟。
☐ 我被家人过度保护或我总是对危险保持警惕。
☑ 我的父母对我要求很严格或（并）总是批评我。
☑ 我受到了严格的教育或一直遵守严格的行为规范。
☐ 我想过或期望过一些消极的事情，然后它们真的发生了。
☐ 我犯过令我十分后悔的错误。
☐ 我曾有过非常不好的经历，让我感觉无论做什么也无法获得安全感。

苏珊娜在早期就出现过各种轻微的强迫症症状。在她小时候，每当听说有人死去（哪怕是在电视上看到有人死去），她都会有默念祷告的强迫症症状。在某些象征"霉运"的日子里（周二和周五，尤其是恰逢每月 13 日），她也会避免穿黄色的衣服。这些症状从未让她感到苦恼。然而，自她开始在一家化学公司实验室工作以来，她对受到污染的恐惧和清洗的强迫行为逐渐变成了一个大问题。在这些症状出现前的几个月里，她变得比平时更加担忧和焦虑。她的老板在经过一段时间的评估后准备提拔她为负责人，尽管这种变化是积极的，也是她所期待的，她还是感觉不安，觉得自己无法面对这样的变化。关于诱因，苏珊娜填写的见表4.8。

表 4.8 　找出我的强迫症的根源：诱发因素

在你强迫症开始发作的几个月前，你在生活中经历了什么变化？

☐ 家庭中的变化：我脱离了父母；我结婚了；我有了孩子；我离婚了。我的伴侣提出了分手；一位家人离开了我。
☑ 工作中的变化：离职、升职或调岗。
☐ 搬家。

你是否经历过不好或令人不快的事情？

☐ 所爱之人死亡、生病或发生意外。
☐ 我被抢劫、袭击、侮辱或虐待。
☐ 我长时间忍受某种糟糕的情况并觉得自己无力改变现状。
☐ 我和家人、伴侣或工作伙伴产生了冲突。

面对这样的变化或情况你感觉如何？

☑ 感到不安或恐惧。
☑ 没有能力或方法来面对。

（续表）

☐ 感到无力。

除了可能发生的糟糕变化或情况，强迫症发作的几个月前你情绪如何？

☑ 感到压力、焦虑或担忧。
☐ 悲伤或意志消沉。
☐ 生气或易怒。

    关于苏珊娜的症状，她因为做实验会接触化学物质需要不停地洗手，而其他同事做实验时却没有这样的困扰。她总是感觉自己接触了脏东西或受到了污染，经常"感觉"自己的车和家里也受到了化学污染。就像面包和鱼的奇迹[①]那样，她认为化学污染会通过任何她接触的物或人扩散开来，总是有足量的残留分子污染她所接触的一切。

    苏珊娜明白自己对污染的恐惧过于严重了，但是当她接触化学物质或某些病菌时，受到污染的念头就会突然出现在她脑海中，她认为一旦自己被污染的双手接触了孩子，她的孩子就会死于癌症。这些强迫观念令她十分焦虑和内疚。每当她有受到污染的预感时，如果没有好好洗手，她就会觉得自己是个糟糕的人。另一方面，她也为自己需要不停洗手的这种明显过分的需求而感到羞

---

① 面包和鱼的奇迹：这是《圣经·旧约》中的一个故事，基督用五个饼和两条鱼让五千名信徒吃了一顿饱饭，人们用此比喻奇迹的发生。

耻。她认为自己对公众来说是危险人物，也害怕自己的家人因为自己不是一个好母亲而将她拒之门外。有时她会因为自己的强迫观念和强迫行为而感到十分崩溃，最终变得抑郁。

为了缓解不适的感觉，她避免在工作中接触各类化学品，也避开她的同事。如果她有受到污染的感觉，她就会习惯性地去洗手，直到感觉洗干净了为止，洗手的时候也一定要按照严格的程序。她还必须按照一定的清洗顺序洗澡，洗澡时间也很久。回家路上，她还会在内心反复回想自己是否接触了某些化学品或有无进行充分的清洗。如果没有，在和孩子们接触之前她必须进行清洗并给自己的衣服消毒。她会请求丈夫帮她"阻止"污染的扩散，让他帮忙检查自己的双手和面部是否有污染的痕迹或迹象。当丈夫不配合时，她就会很生气，甚至会跟丈夫吵起来。有时候，她尝试不清洗或者忍住不让丈夫帮忙，但她最终总是会屈服于焦虑的感受。有时候，对孩子会受到污染的恐惧和令她整日不安的执念占了上风，最终她还是进行了清洗。因此，苏珊娜对自己强迫观念和强迫行为的定义见表 4.9 ~ 4.11。

表 4.9　定义我的强迫观念

最近困扰我的侵入性想法总是通过以下方式呈现：

- ☑ 想法、观念或疑虑。
- ☐ 脑海中的画面。
- ☑ 冲动或感受。

（续表）

通常与我的侵入性想法相关的是：

- ☑ 肮脏、疾病或污染。
- ☑ 对他人造成身体上或精神上的伤害。
- ☐ 伤害自己。
- ☐ 面临危险或某人遭遇不好的事情。
- ☐ 犯下带来严重后果的错误。
- ☐ 性别或性取向/性行为。
- ☐ 抽象的念头：宗教、哲学、存在方式……

接下来请详细描述你的侵入性想法：

我总是觉得自己受到了污染或被弄脏了。

我觉得我会让我的孩子感染上癌症，有时候我甚至会想象他们生病了。

表 4.10　我对强迫观念的反应

当这些侵入性想法出现时，你会怎么想？

- ☐ "我不该有这些想法，太可怕了。"
- ☑ "我必须阻止它发生。"
- ☑ "无论发生什么，都是我的错。"
- ☑ "我正面临危险，我必须做些什么。"
- ☐ "我再也无法忍受这些想法了。"

（续表）

如果你有别的想法，请写在下方：

要是我不做一些预防工作，我会因癌症而死的。那我的孩子该怎么办？除此之外，他们还可能被我传染，那我永远不会原谅自己。

对你来说这些侵入性想法的出现意味着什么？别人会如何评价你？

- ☑ "我是个坏人。"
- ☑ "我对他人或自己是一种威胁。"
- ☐ "我有缺陷，我很软弱或自卑。"
- ☐ "我是个无能的人。"
- ☐ "我没有责任感。"
- ☑ "我很脆弱并面临危险。"
- ☑ "别人会拒绝我。"
- ☐ "别人不会再喜欢我了。"
- ☐ "别人不会再尊重我了。"

如果有其他想法，请写在下方：

我不是一个好母亲。

（续表）

有了这些想法后你感觉如何？

☐ 羞愧或内疚。
☑ 不安、焦虑或紧张。
☐ 生气或易怒。
☐ 悲伤或抑郁。

如果有其他感受，请写在下方：

你会做什么让自己感到轻松一些？

☐ 我试图阻止或控制我的侵入性想法。
☐ 我会担心我的强迫观念有一部分是真实的想法。
☐ 我自己内心在做斗争，想说服自己：我的强迫观念都是荒谬的想法。
☐ 我试图分散自己的注意力，不去想这些事情。
☑ 我会回避那些让我产生强迫观念的事物或情境。
☑ 我会回避那些让我产生强迫观念的人。
☐ 我会请求别人陪着我。
☑ 我会从他人那里寻求安慰。
☑ 我会请求某人为我做些什么。
☑ 我会进行某种强迫行为（如果是这样，请继续看下一个表格）。

（续表）

请在下方详细描述，你为了感到轻松都具体做了哪些事情：

接触化学品时戴上双层手套。

我会照镜子以检查自己身上是否有癌症的迹象。

我会回避我的同事以及他们经常去的地方。

我不碰门把手，因为要是同事也摸过门把手，我就有可能被污染。

我请求我的丈夫帮我洗澡或洗衣服。

在洗完澡并脱掉工作服之后，我才会接近我的孩子。

表 4.11　定义我的强迫行为

你觉得自己必须做哪些事才能感觉好点呢？

- ☑ 洗涤、清洁或消毒。
- ☐ 反复检查某样东西。
- ☐ 整理东西，尤其要对称摆放。
- ☐ 按顺序或固定的要求（仪式）做某事。
- ☐ 重复做某事达到固定的次数。
- ☑ 在脑海中反复回想做某件事的过程。
- ☐ 用积极的行动或想法来替代消极的行动或想法。
- ☐ 在心里计数、祈祷或讲述某件事。
- ☐ 囤积或收藏东西。

（续表）

请在下方详细描述你为了感到轻松都做了哪些具体的强迫行为：

每当我有被污染或弄脏的感觉时，我都会按照同样的顺序洗手。

我一到家就会花上 40 分钟洗澡，总是按照相同的流程清洗。

我会把工作服和其他衣服分开洗涤。

我会反复回想自己是否按照正确的顺序进行了清洗，或者自己是否接触了某些比一般物品更危险的东西。

如果你没有进行这些强迫行为，你认为会发生什么事情？

- ☑ 我的侵入性想法会成真，一切都将是我的错。
- ☐ 我会失控，做出荒唐的事情。
- ☑ 我会产生执念，不能专注于其他事情。
- ☑ 我会整天都心烦意乱，感到不安。
- ☐ 我会感到极度不适。
- ☐ 我会发疯。

如果有其他答案，请写在下方：

强迫性检查：阿德拉的例子

阿德拉每天都要检查天然气阀门、门窗是否关好了……这总要花费她很多时间。在填写了以上表格后，她意识到自己在很小的时候就要承担责任，被迫早早成熟起来。她记得在母亲因重度抑郁卧病在床的日子里，是她一直照顾着弟弟妹妹。她也因为其中一个弟弟曾经从楼梯上摔下来而感到内疚，她本应该照顾好他的。所以她在表格上"我犯过令我十分后悔的错误"这句话旁打了钩。至于她人口众多的家庭，她曾听说过家里有一位有许多怪癖和习惯的舅舅（可能是患有强迫症）。

家庭变化（她结婚了）代表着诱发因素，她也因此搬家（去丈夫所在的城镇）。这些变化令她感到不安，她觉得自己无力面对。她的婚姻也给她增添了很多压力，加剧了她的不安。她必须处理好一切事情，所以为了不犯错，她检查的次数就超出了必要的范围。

多年以来，她都有检查东西的习惯，但是自从她结婚后，这种检查的行为变得更严重了，成为她压力的主要来源以及和丈夫争吵的主要原因，而这一切又加重了她的焦虑。

在侵入性想法中，她只承认自己有"面临危险"和"犯下带来严重后果的错误"的想法。她想象中可能发生的灾难场景有房子烧毁或被水淹没、被坏人袭击、丈夫被歹徒抢劫和攻击……

她对这些强迫观念的反应是"我必须阻止它发生"和"无论发生什么，都是我的错"。有了这些想法后，她会感到不安、焦虑或紧张。

为了让自己放松下来,她就开始做出强迫性的行为,具体来说就是"反复检查某样东西"。她总是反复检查天然气阀门、门窗、水龙头……她觉得如果自己不进行这些强迫行为,她的侵入性想法就会成真,那她就会成为罪魁祸首。有时候她会请求丈夫帮她检查,因为她不相信自己。如果她的丈夫拒绝帮忙或者她试图不去检查,她就会觉得自己产生了执念,不能专注于其他事,整天都觉得心烦意乱,坐立不安。有时候,她晚上甚至无法入睡。所以她最终总会屈服,一遍又一遍地进行强迫性检查的行为。

强迫性疑虑:恩里克的例子

恩里克从小在一个小村庄里长大,那里的文化氛围非常传统。他是三姐弟中最小的一个,家里有两个姐姐。除了十分严格和冷漠,他的父母也没什么特别之处。他家中没有任何长辈曾有过精神问题。不过他确实是在一个教规严格的宗教中心接受的教育。

自己是否为同性恋?恩里克在几个月内产生了这一疑虑。或许工作上的压力(一位同事离职而他需要负责车间所有的维修工作)对这种强迫性疑虑的早期形成产生了影响。

一天晚上,他和朋友一起去酒吧玩,进入酒吧后他看向一个陌生人,突然间他便有了这样的想法:"我看向他,会不会因为我是个玛丽卡(西班牙语写作 marica,指女子气的人,搞同性恋爱的男人)?"恩里克确定他并不反对同性恋,但是他确实把这一群体称为"玛丽卡",这种称呼在他的文化环境中是具有贬义的。事实上，恩里克自己也不知道如何形容自己在那一刻的感觉或想法。一方面，他看向那个陌生人和看向其他任何一个陌生人的感觉是一样的：好奇中夹杂着无所谓，两种情绪的比例视情况而定。另一方面，他似乎又觉得那个男人挺有魅力。于是他脑海中突然出现了双重的"强迫观念"：要是我觉得他有魅力，那我就是玛丽卡。这样的结论令他感到十分不适，并把之前所有跟女性共度的美好时光都抛诸脑后。

从那一天起，他就心怀悲伤，总是不由自主地想："我难道要在45岁的时候出柜吗？"他开始避免去酒吧玩，也越来越难以直视周围的男人了。仿佛如果他看向一个男人，就证明他是个"真"同性恋了。

从我们的角度来看，我们明白他的疑虑是强迫性的，因为他从来没有对同性表现出性欲方面的兴趣。事实上，现在他也没有对男性表现出性或爱情方面的兴趣。他害怕在"他这个年纪"转变为同性恋，仿佛他的性取向如一阵强风中的风向标一般。

意识到自己有所谓的"同性恋"疑虑让他感到非常不适，而他对此的反应就是试图在面对女性时表现得欲火焚身。这使他将与女性的性关系视为一种考验："如果我性欲强烈，那我就是异性恋；如果我没感觉，那我就是玛丽卡。"显然，没有人能带着这样不自然的态度真正享受性生活。当你任由自己被感觉和爱带着走时，性才是令人愉悦的；如果我们带着疑虑、批判意识和失败的恐惧，我们的性取向就不那么重要了，因为结果都一样痛苦。

总之，与自己性取向相关的强迫性疑虑以及和同性相关的情色画面总是突然出现在他的脑海中。紧接着，类似"这样的想法真是太可怕了"或"我得控制自己的想法"这样的念头接连出现，让他感到内疚、羞愧和悲伤。他认为自己有这样的想法就说明他是个坏人，同时也感到自卑，觉得别人不会接受他。为了缓解这些令人不快的感觉，他试图阻止这些想法的出现，或者一直在内心做斗争以确认到底什么才是正确的想法。如果这个办法不管用（一般来说都不管用），他就会尝试分散注意力。当然，他也会一直回避那些引发他强迫性疑虑的情境或人。

不合时宜的冲动：玛利亚的例子

玛利亚对于失控和伤害自己的孩子有强迫性恐惧。根据她填写的表格显示，她的一位祖父曾患有躁狂症。因为是三兄妹中最小的一个，母亲又十分严厉，所以她受到了家人的过度保护。除此之外她还有"造成负面后果的想法"，因为她小时候有一次非常生气，甚至产生了希望哥哥死去的念头，而她哥哥不久之后真的遭遇了事故。在她出现强迫观念之前，生活中发生的最大变化就是她儿子出生了，她也暂时辞去工作以便好好照顾孩子。和所有母亲一样，她希望自己能处理好关于孩子的一切。在儿子出生后，她有一点抑郁，但是她在没有服药的情况下就恢复了。

她的侵入性想法和伤害儿子有关，她也时常出现用刀刺伤儿子的幻觉。这样的想法对她来说太可怕了，她认为这说明自己不是一个好母亲，认为自己必须阻止这样的事情发生，或许她在睡觉的时候有可能失控并伤害孩子。她再也无法忍受这样的想法了，因为这对她造成了巨大的压力。

因此，她总认为自己是个糟糕的母亲，觉得自己的存在对儿子来说就是一种威胁。她为自己有这样的想法而感到内疚、羞愧、不安、焦虑、紧张和悲伤。

她试图控制自己的侵入性想法以缓解不适，也总是担心自己的强迫观念有一部分是真实的想法。她还试图说服自己这些强迫观念都荒谬至极（"我爱我的儿子"）。有时候，她也会试图分散注意力，不去想这些事情，比如：在厨房时把电视音量开到最大，阻止那些想法进入脑海。她还总是避免接触刀具，需要别人一直陪在身边，不过她并没有告诉别人她需要陪伴的原因。

她并没有出现以上列出的强迫行为。不过她注意到自己把刀具都放在了抽屉的最里面（尤其是锋利的刀具），也从来不会在切菜时将刀尖冲着儿子。她总是想着自己可能会失控并做出荒唐的举动。

强迫性仪式：罗伯托的例子

罗伯托的父亲患有抑郁症。他的父母对他要求很高并且非常严厉（父母总说他是个没用的人），尤其是自从他辍学之后（父母希望他成为一名医生或律师）。患上强迫症之前，他经历了工作上的变动和抑郁症。回归工作后，他开始注意到自己出现了强迫性检查的症状，具体表现在工作、家庭生活和对自己的爱车上。他在工作中遇到了一些难题并因此感到不安，觉得自己没有能力面对。

他的想法主要和担忧相关，即"犯下带来严重后果的错误"（要是不把盒子收拾整齐，他就会被解雇，他的孩子或妻子就会生病，新地板就会裂开，变得无法使用……）。有了这样的想法后，他就一心要阻止这些想法成真，并总是对发生的事情感到内疚。他觉得这就意味着他很软弱、无能或自卑，人们会拒绝他，也不会再喜欢他了。

有了这样的想法后，他觉得很羞愧、不安、焦虑，有时候还会感到愤怒或沮丧。为了缓解这种不适感，他做出了各种强迫行为，比如反复检查（车、账单、家里的其他物品）、对称摆放并分类整理物品（文档等办公物品、家具）、囤积东西（汽车和机械类杂志）。如果不做这些事情，他就会执着于强迫观念而不能专注于其他事情，严重的焦虑最终会对他造成伤害。有时候他甚至会觉得这样的焦虑会使他因心梗而死。

抽象话题：维利迪阿诺的例子

维利迪阿诺是独生子，在基督教文化的熏陶中长大，明显具有宗教身份认同危机。这种不确定性因为他父母的观念不同而加剧了他母亲在她生活的时代保持着"标准的"宗教态度（她是信徒，不过在某些社交场合则比较"实际"，例如洗礼、婚礼等）。而在他看来，他的父亲从其他非常不同的信仰中寻找到了精神上的安慰，这些信仰对于世界起源和超验现实的解释都与传统相去甚远。他的父母都有良好的文化教养。

他的父亲是一个非常注重细节的人，喜欢把日常生活中的一切都安排得井井有条。旅游时他喜欢研究一切和目的地相关的信息并制定一条文化路线，以便自己充分利用时间。他的母亲在一定程度上表现出过度操心生活中的各种小事的倾向。在他年纪还小的时候，维利迪阿诺觉得似乎自己曾有过"焦虑或抑郁的问题"，但是他也说不清楚。

他的强迫症症状是在某一门大学预科课程中学习哲学后出现的。笛卡尔的"普遍怀疑论"加上其他经典学者对于现实和我们获取知识途径的研究引发了他的"强迫性疑虑"，这些疑虑使他反复对生命的起源、目的以及意义进行无尽的思考。高度的责任感、大学预科学习的压力以及临近的考试，可能都是促使笛卡尔所提出的怀疑（关于我们通过感官和理性认识世界的能力）对他产生影响的必要因素。

当他对世界真实与否产生怀疑时，他就会感到十分焦虑，这是一种面对"虚无"的极度焦虑。如果他没能得到一个关于世界的满意解释，他就无法摆脱脑海中所谓"虚无"的威胁以达到放松的目的。一般而言，他会花好几个小时对自己关于世界起源和现实的信仰进行无休止的论证。最终，他总会因为精疲力竭而放弃，精神状态也明显会受到影响。有时候，他会向父母、哲学教授和其他能帮助他"彻底"解决疑问的人寻求安慰。所有解释最终都会产生相同的结果：起初能够得到放松，然后又回归焦虑的原点。

DOMINAR LAS
OBSESIONES

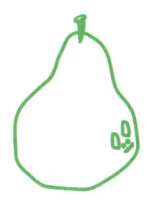

第五章
从内部克服强迫症：
分析错误的想法

我在之前的章节中所提到的侵入性想法和强迫行为可以通过以下两种方式来解释：

- 解释 A：你确实处于危险之中或可能造成伤害，因此，你必须采取行动阻止这样的事情发生。
- 解释 B：你担心自己有处于危险之中或造成伤害的可能，这种担忧迫使你采取某种行动以缓解压力。

你觉得以上哪一种解释符合你的情况？你不用现在就从两者中做出选择，我们会对两种解释进行具体的分析。但在这之前，我们先来回顾一下侵入性想法是什么。

侵入性想法

正如我在第三章中所说，每个人都会突然出现侵入性想法，尤其是在感到担忧、紧张、情绪低落或生气的时候。

你在阅读这本书的同时，脑海中肯定也出现了很多想法，比如："我什么都看不懂，我的能力越来越差了"，或是"要是我仔细分析一下我的症状，我对发生在自己身上的事就更清楚了"，或是"今天下午我得去遛狗"。正如你所见，有些想法是消极的，有些是积极的，还有些是中性的。有人会注意到这些想法，有人则会忽略这些想法继续阅读。不过，这些侵入性想法有什么作用呢？

积极的侵入性想法有助于解决问题。事实上，解决问题最好的方式是解放思想，让可能的解决方法能够在脑海中涌现，无论它们看上去有多么荒唐。然后再权衡每种方法的优点和缺点，最后做出最佳选择。

消极的侵入性想法意味着危险。它们是预示潜在危险的信号，目的是提醒我们避免被危险打个措手不及，能够提前做好预防措施。问题是，有时候这些想法可能会过于夸张。为什么这些想法很多时候都是违背我们意愿自动出现的呢？因为一个自动发出信号的系统要比一个需要注意力和计划的系统反应更快。你可以想象一下，如果你必须为出现的每一种想法做好准备，这可能吗？这难道不会是一种负担吗？

再回到消极的侵入性想法上来，因为这些想法困扰着你。你认为一个爱干净的人和一个邋遢的人，谁为自己的卫生和健康操心更多？一个小心谨慎的人和一个无所顾忌的人，谁会更注意避免伤害自己的家人？

邋遢的人当然不会在意自己干不干净，无所顾忌的人对家人的幸福肯定也漠不关心。事实上，我们只关心对我们来说重要的事情。我们越想做好某件事（比如成为一位好父亲），当认为自己搞砸了这件事时（比如有伤害自己孩子的想法），我们就越担心。否则，我们不会浪费自己的时间和精力。

总之，这些突然出现的想法能帮助我们解决问题和预知危险。我们也无须每时每刻都为可能出现的想法做好准备。这些强迫观念往往和我们特别关心的事情相关，尤其是当我们很想做好某件事的时候。

欺骗性想法

为什么有些侵入性想法会对我们造成影响，而有些则不会？一位叫作爱比克泰德（Epicteto）的罗马智者曾说，让我们遭受痛苦的不是事情本身，而是我们对事情的见解。观念就像是扭曲现实的镜片，放大镜能让我们把猫看成老虎，从而可能导致恐惧（"这可能是从动物园逃出来的老虎"）或平静（"这只是只猫罢了"）。聚焦于侵入性想法可能会让我们仅仅因为有这样的念头就感到不适，就好像把猎犬和贵宾犬混淆了。接下来我们将回顾一些和强迫症相关的典型错误观念。

错误观念1："消极的想法"

你在电影里有没有看过某人进入宴会厅之前需要高声通传的场景？似乎每个出席宴会的人都是大人物："约克公爵，塞拉诺侯爵……"这就是一种错误观念：所有想法都显得很重要。

许多强迫症患者认为所有想法都很重要，只要想法一出现就需要多加关注。如果出现的想法和我们的价值观相悖，那这样的念头就令人很痛苦。接下来我们来看几个例子。

有人认为思考事情消极的一面会使它真的发生，仿佛消极的想法变成了现实。比如，如果我想着我的伴侣会出事故，那这件事真的可能会发生，或者我想象家里着火了，家里就可能真的会发生火灾。有些人认为不好的想法会不可避免地导致不好的行为。比如，我出现了杀死老板的想法，我可能真的会发疯并杀了他，哪怕这是违背我意愿的。这两种情况中都存在一种观念，即想法总是能够准确地（灾难性地）预测未来将会发生"可怕"的事情。

并不是所有人都认为想法预示着未来，但是确实有人相信思考做某件事就等同于自己已经做了这件事。换句话说，如果我有虐待儿子的想法，就说明我是一个糟糕的父亲，仿佛我已经做出了虐待儿子的行为一样。这种观念的另一种心理方面的解读是认为这些想法揭露了我们真实的本性。比如，如果我脑海中出现了某位和我同性别的人，那就意味着我想或渴望成为同性恋，即使我之前一直是异性恋。

以上我们列出的所有例子都有一个共同点，即都过分重视那些侵入性想法，好像这些想法拥有至高无上的能力，可以预测未来或改变我们的意愿。

如果你持有这种观念并有消极的想法，你可能会试图通过某种方式控制它们。如果这符合你的情况，我们建议你进行实践实验 1 "控制侵入性想法"和实验 2 "验证思想的力量"（第六章）。

错误观念 2："内疚像海绵蛋糕一样膨胀"

要让海绵蛋糕发起来，就必须添加酵母。要使你的不适感加重，你就得责怪自己。你越是因为拥有不好的想法而感到内疚，越是觉得自己应该为可怕的后果负责，你就越难受。

强迫症患者认为，如果他们能以某种方式阻止坏事发生，那他们就要对此全权负责。因此他们的内疚感就会膨胀，而这种内疚感越深重，他们就越难以考虑到促成可怕结局的必要条件也包括其他人或其他情况，所以就会产生这样的观念：无论发生任何事，都是我的错。

有人会为自己做过（比如，"我受到了污染，我会传染给我的家人"）或没做过（"要是我不去检查房门是否关好，小偷就会进来"）的事而感到内疚。这两种情况下，似乎都发生了非常不好的事情，而唯一需要对此负责的人就是自己。

如果你坚信自己需要为周围发生的一切负责，那你的内疚感就会膨胀，最终使你因强烈的不适而崩溃。如果这符合你的情况，我们建议你完成实践实验 3 "责任蛋糕"，这对你来说应该是最好的办法。

错误观念 3："寻找失去的确定性"

有人对自己在新的或尚不清楚的情况下采取行动的能力表示怀疑。他们普遍认为如果自己没有绝对的安全感，就会犯错或表现不好。他们被"我必须在拥有绝对安全感的时候才能表现好"

的错误想法牵着鼻子走了。

为了找到完美的解决方法或避免失败而寻找绝对的确定性会拖延你采取行动的时间。这种疑虑越深，你就越不信任自己，这会使你重复做或反复检查自己已经做过的事情，反复在脑海中回想或是让别人帮你确认。如果这符合你的情况，请完成实验4"知道何时是头"。

错误观念 4："眼前的灾难"

这种观念就好像我们跟随瞭望员爬到桅杆顶部一样，瞭望员会喊叫：

- "前方有礁石……我们要搁浅了！"
- "要是我们离海岸还有一英里……"
- "好吧，但是我在这儿用望远镜就已经能看到它们了。"

大多数人认为自己是安全的，除非危险近在眼前。然而，强迫症患者的想法刚好相反："我正处于（或将面临）危险，除非我现在绝对安全"。这种观念就像是放大镜放大了危险发生的可能性。于是，那些可能发生的事情（"要是我接触了那个东西，我就有可能被传染"）就变成了极有可能发生的事情（"要是我接触了那个东西，我肯定会被传染"），还会带上灾难性的色彩（"我会死亡或传染给我爱的人"）。出现在我们脑海中的想法越可怕，带给我们的真实感就越强，这些想法就变得越严重，引发不适。

如果你也认为除非能证明你绝对安全，否则你就处于危险之中，我们建议你完成实践实验 5 "赌最坏的结果"。

错误观念 5："不好，可怕的焦虑已经到来"

有人认为类似焦虑或愤怒的负面情绪可能是危险或有害的，所以他们会控制或避免自己出现这些情绪。比如，我们经常害怕自己无法承受焦虑，引起灾难性的后果。

当你经历严重焦虑或承受巨大的压力时，可能发生在你身上的最坏的事情是什么？你害怕发生什么？你害怕失控并做出违背自己意愿的事情吗？你害怕会经历不好的事情，受到伤害或被人嘲笑吗？如果这符合你的情况，请阅读实验 6 "焦虑感"。

强迫症案例分析

接下来我们看看一些患者是如何分析他们自己的错误想法的。你应该还记得我们在第一章末尾简要介绍过这些案例。

强迫性洗涤：苏珊娜的例子

从根本上讲，苏珊娜害怕的是如果自己被化学品"污染"的双手接触了她所爱的人，就会导致他们患上癌症。她所有强迫性洗涤的行为都是围绕着她的强迫观念进行的，即她认为自己可能会让别人沾染到残留的致癌化学物质。在她看来，任何污染的迹象都会使她的内疚感像海绵蛋糕一样膨胀，因为她觉得自己对此负有全部责任（错误观念2）：如果她没有好好洗手或避免"危险"的情况，她就会把致癌污染物传染给别人。她的这种恐惧是超出正常范围的，因为她受到污染或传染给孩子的可能性实际上非常低。然而，关于致癌的残留物质可能会无限地传染给别人并污染一切的想法令她非常痛苦（错误观念4）。因此每当她觉得受到污染时，她就会洗手。而因为肉眼看不到化学物质，她总是觉得自己没洗干净，所以她会一遍又一遍地洗手（错误观念3）。

强迫性检查：阿德拉的例子

阿德拉起初觉得自己没有任何侵入性想法。她必须完成这些检查工作是因为某些因素促使她这么做，只有确认天然气阀门或房门都关好了，她才能感到平静。她总是花费很多时间进行检查，使得这种强迫行为已经变成了一种习惯。如果她自问："如果不检查房门或者天然气阀门是否关好，可能发生的最坏的事情是什么？"她也清楚地知道自己害怕有人会入室抢劫或发生爆炸（"电视上播了那么多案例……"）有时候，她脑海中也会出现因为自己的"不负责"而引发灾难的画面：抢劫、暴力、被淹没或烧毁的房子……所以，虽然起初她花了很多精力才能察觉自己的想法，她最终还是意识到了如果自己不检查天然气阀门、水龙头或房门是否关好，类似"会发生爆炸"或"有人会入室抢劫"的侵入性想法就会出现。因此她的恐惧是过度的（错误观念4），当这些恐惧出现在她脑海中时，她就相信这些事情很可能会发生（错误观念1），且自己是唯一对此负有全部责任的人（错误观念2）。当她完成这些检查时，她也从未能完全确定自己是否完成了检查（错误观念3）。而当她没有进行检查时，她就会认为这样的压力可能会对自己造成伤害（错误观念5）。

强迫性疑虑：恩里克的例子

有时候恩里克会觉得一个男人很有魅力，有时候他面对女性时并不像以前一样"性奋"，于是他就认为这"证明"了自己就是同性恋。他脑海中会浮现出"我是玛丽卡吗"的疑问，并且他认为这一切揭露了自己的本性（错误观念1）。假设他是同性恋，他一想到人们发现这一事实的后果就感到非常痛苦（错误观念4）。这使他越来越回避和其他男性接触，从而给他作为维修技工的工作造成了很大困扰。他的休闲时光也受到了影响，他无法再去单身人士交友的酒吧，也不再和朋友一起出去玩了，远离之前习惯的娱乐生活令他感到很难过。

不合时宜的冲动：玛利亚的例子

伤害自己儿子的想法对她来说是极其违背本性的，她认为这样的想法使她变成了一个怪人。人们怎么会信任有这样想法的人呢？她还觉得从某种程度上来说，这种用刀刺伤儿子的想法、画面或冲动使她成了一个糟糕的母亲。一个正常的母亲怎么会有这样的想法呢？（错误观念1）

为了控制这样的想法，她习惯把电视声音开到最大，仿佛阻止那些想法进入脑海就能避免对儿子造成伤害。她总是时刻注意着自己的想法，如果某一天这样的想法特别强烈，她就不会接触任何刀具，至少不接触那些特别锋利的刀具。她觉得如果自己感觉到了那种冲动，她就可能真的会那么做。她并不清楚自己到底会采取怎样的行动，因为她总是回避那样的想法。她感觉自己可能真的能做出那样的事情，"就像失控的人杀人或自杀一样"。而她越是焦虑，她就越觉得自己可能会发疯并做出攻击性的举动（错误观念5）。她之前也曾出现过这种发疯或失控的想法。她记得自己在青春期时，有时会有从窗口跳下去的冲动，那时她就会立刻拉下百叶窗，防止自己真的跳下去。

强迫性仪式：罗伯托的例子

罗伯托认为如果他不完成自己的仪式，他的妻子或孩子就会承受某种灾难性的后果，比如车祸或疾病（错误观念1）。这些仪式就像是挡灾的护身符，因为他相信自己对可能发生的事情负有全部责任（错误观念2）。

在工作中做到井井有条并反复检查也是避免自己被解雇的一种方式（错误观念4）。罗伯托总是感到非常不安，觉得自己可能会在某个时刻犯下非常严重的错误，而避免这种事发生的最好办法就是把一切都整理得井井有条，做好每件事（错误观念3）。他做事总是慢条斯理，让同事对他耐心尽失，而面对批评时，他更加不安。他总认为别人不会再接受或喜欢他，最终会憎恶他。

有时候，他没有整理好某些东西或准备扔掉之前收藏的杂志，他就会感到非常紧张，甚至觉得这会给他造成身体上的某种伤害（错误观念5）。

抽象话题：维利迪阿诺的例子

维利迪阿诺总是因为世界可能皆是虚假的想法而感到压抑。这让他内心十分挣扎，令他精疲力竭。显然，关于世界的起源、真实性以及它存在的终极意义，我们不能给出确切的回答。然而，我们都认为世界的起源、组成和意义是确定的事情。

而他则相反，总是在寻找失去的确定性中陷入困境（错误观念3），最根本的问题很有可能是他过于看重世界是"虚无"的这一念头："如果我认为世界不存在，那它就可能真的不存在。"（错误观念1）

DOMINAR LAS
OBSESIONES

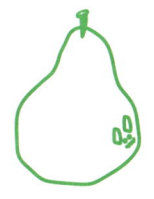

第六章
通过训练克服强迫症:
实践实验

我们将在本章列出一系列练习和实验。在上一章开头，我们说过可以通过两种方式来解释你的问题：① 你担心自己有处于危险之中或造成伤害的可能；② 你确实处于危险之中或可能造成伤害。通过以下实验，我们将尝试收集线索和信息来帮助你判断你的问题到底归为以上哪一种解释。

实验 1：控制侵入性想法

当某种不好的侵入性想法侵入我们的意识时，我们当然想尽快摆脱或阻止它。接下来我们将提出一个非常简单的实验。在继续阅读前完成这个实验对你来说很重要。

在接下来的 5 分钟里请你不要再继续阅读这本书了，随便想些什么事情。解放你的思想，除了白色的狗或任何与之相关的事物，你可以想任何东西。你要想尽一切办法避免想到或者想象一只白色的狗，把那只白色的狗从你的脑海中清除。不要想象它走路的样子、毛发的触感或吠的声音，除此之外想象任何东西都可以。如果有任何与白色的狗相关的画面或想法偶然出现在你脑海中，要快速将它从脑海中清除，尽量避免这样的想法出现。你要尽一切可能让白色的狗不要出现在你的脑海里。完成这个实验后，请你继续阅读后面的内容。

实验进展如何？如果你坚持练习了5分钟，很可能你脑海中出现了很多和白色的狗相关的想法。哪怕你努力不去想，结果也是一样的。你知道为什么吗？因为要避免想某件事，你首先就得去想这件事，即使这对你来说很矛盾。让我们再举个例子说明一下。

假设你不想在街上遇到狗，你要做什么来避免与狗相遇呢？首先，你得睁大眼睛看看哪里有狗。这样，当你看到狗的时候，你就能中途折返或者走另一条路以防和它正面相遇，这么做你就能避免碰到狗。而如果你现在不愿想到狗，你得怎么做呢？你需要在脑海中给它安排一个固定的位置。要避免想到它，你首先要知道它在哪里；想知道它可能出现的地点，你就要思考或想象相关的东西。侵入性想法也一样。你越是想将侵入性想法从脑海中清除，它们就越容易出现在你的脑海中。为了避免这样的想法，你需要让它们在脑海中占有一席之地。

有些人则更想知道侵入性想法出现的原因是什么，而不是要避免它们。如果你脑海中突然出现了令你感到不适的画面，你又想知道这样的画面出现的原因是什么，答案很有可能将你引向另一个问题，这个问题的答案又会引出下一个问题，以此类推就会不断产生新的问题。大量的疑问会在你脑海中引发一场激烈的辩论，令你痛苦不堪。为了寻找一个合乎逻辑的解释，你脑海中就会不断产生这样的想法。你提出的疑问越多，遇到的问题也就越多，痛苦的程度就会飙升。这些问题使你的注意力都集中在那个令人不适的画面上，它就会在你所有的想法中越来越突出。你提出的问题越多，寻找的逻辑解释越多，你就越难受。其实有时候那种想法就是莫名其妙地出现了而已。

那么，你会采取行动来控制你的侵入性想法吗？你会想办法阻止这些想法的出现吗？或者你会陷入关于这些想法产生原因的无休止的争论中吗？这一切会对你产生怎样的影响？怎样才能缓解你的不适？我们希望你能通过接下来的实验来验证以上问题。

在接下来的10天里，请数一数你一共出现了多少侵入性想法。从0分到10分给你每天的不适感打分：0分＝没有任何不适，10分＝极其难受。你可以填写表6.1，每天你的任务根据当天是奇数天还是偶数天而改变。在偶数天里，你还是按照之前的习惯完成每天的任务，但是要增大强度。也就是说，对于你脑海中的侵入性想法或者你所陷入的关于自己为何会出现这些想法的无休止的争论中，尽你所能摆脱它们，但是要带着强烈的愿望认真对待，尽自己最大的努力做好这些事情。不过，在奇数天里，你将尝试一些新方法，即静静感受那些侵入性想法。试着把侵入性想法想象成一位扰乱了你原本计划的不速之客。如果某种侵入性想法突然敲门，无论它令你感到多么不适，请你都要礼貌地欢迎它的到来。不要对它拉长脸，也不要表现得过分高兴，就让它待在那里，直到它自行离去。不要强迫它离开或留下，也不要饶有兴致地与它攀谈，你只需要静静坐着观察它就好。当它打算离开时，就让它离开，感谢它的来访然后继续你原来的计划，就好像这次来访从未发生过一样。

在进行这项实验的同时,请你把整个过程记录下来。每天都记下侵入性想法的数量和你的不适程度。10天过后,计算总数并进行比较,看看你会得出怎样的结果。

根据得出的结果,你能从这项实验中得出怎样的结论?回避或争论对你来说有帮助吗?它们对你有伤害吗?如果你受到了伤害,面对这些侵入性想法,你还能做些什么呢?

表 6.1 控制侵入性想法

奇数天 (无须努力回避或内心陷入纠结)		偶数天 (无须努力回避或内心陷入纠结)	
侵入性想法的数量	不适程度 0—10(分)	侵入性想法的数量	不适程度 0—10(分)
第1天:	第1天:	第2天:	第2天:
第3天:	第3天:	第4天:	第4天:
第5天:	第5天:	第6天:	第6天:
第7天:	第7天:	第8天:	第8天:
第9天:	第9天:	第10天:	第10天:
总计:	总计:	总计:	总计:

实验 2:验证思想的力量

正如我们之前所说,有人坚信自己想到什么就可能真的会发生什么。比如,如果你想杀某个人,可能你在冲动的情况下真的会这样做，或者如果你希望某人死亡，他可能过几天真的就死了。

沙弗兰（Shafran）和拉赫曼（Rachman）曾经在英国做过一个非常有趣的实验。他们让一组心理学系的学生想一想他们最喜欢的人，同时又让他们在纸上写下他们希望喜欢的人暴毙。你觉得这些未来的心理学家会做出怎样的反应？大部分人都拒绝这么做。按要求做的人都感到非常不适，最后划掉纸上的句子或撕碎了那张纸，好像想要撤回写下的话或阻止这件事情的发生。挺有趣的，不是吗？最有趣的其实是无论他们做什么，他们喜欢的人还是活得好好的。他们的想法仅仅只是想法而已。不过，你不用相信我们，你可以通过以下实验自己进行验证。

这种机制到底是如何运转的？我如何能通过想法来引发某种后果呢？请你把一支笔放在桌子上，将你的注意力都集中在这支笔上，尝试用你的意念移动它。尝试5分钟之后，请吹气。简简单单吹一口气达到的效果比用意念使劲半个小时好得多：想法并不能促使事情发生。实现行动需要你个人或他人的意愿。当你自己发出"吹气"的指令时，呼吸肌进行的活动和你正常呼吸时不同。是否吹气取决于你的意愿，但是如果没有你的命令，你的想法并不能使你的肺部充气。你的双手也不会在有悖于你意愿的情况下造成你不想要的伤害。

另外，如果这个道理适用于不好的想法，那它同样也适用于好的想法，不是吗？我们建议你完成一个实验来验证这个机制是否有效。请填写表6.2。要想证明是否想什么就会发生什么，请你先对某件事情做出预测。在接下来的两天里，请你一直想象你会在街上捡到 5 张 500 欧元的钞票，设定期限为 1 周，并请你专注于这样的想法。如果 1 周内你捡到了这么多钱，就证明这个机制是有效的。如果你没有如愿以偿，就说明这种机制无效。然后再用不好的想法进行验证。比如，在 1 周里，请想象某个你不喜欢的明星或政客将在下周惨死，要确保这个人一定是经常出现在电视上的人，并认真专注地对待这项练习。如果下周新闻或报纸公布了这个人的死讯，就证明这个机制是有效的。如果这个人仍然活着，就说明这个机制无效。

或许你会认为之前的结果并不直接取决于你，所以那些想法并没有实现。如果我们做一个实验，它的结果完全取决于你的行为，会怎样呢？比如，在接下来的两天里，请想象当你收到工资时，你就失控了，"发疯"了，当天你会把所有的薪水捐给一个非政府组织。仔细想象一下你采取行动的整个过程，不要漏掉任何一个细节。如果你的薪水真的流入了非政府组织的口袋，就证明这个机制是有效的。如果最后你没有捐钱或者只捐了一部分薪水，就说明这个机制无效。

你可以填写表 6.2 来完成这些实验。请你选择两种预言，可以预言即将发生的事情，或者预言仅由自己几天内的想法而引发的事件。你可以使用之前的例子或者其他相似的例子，预言积极或消极的事情并在接下来的两天里专注于这样的想法，然后在下周看看这些想法是否真的实现了。实验结束后，同样从 0 分到 10 分来为你对错误观念 1 "消极的想法"的相信程度打分。"0 分"代表你一点也不相信，"10 分"代表你完全相信。

表 6.2 验证思想的力量

预言	预言是否成真?	你有多相信错误观念? 0—10（分）
积极：	是 / 否	
消极：	是 / 否	

实验 3：责任蛋糕

有些人的思考方式总是非黑即白。比如，"我不是世界上最好的爸爸，那就是世界上最差劲的爸爸"。然而，在黑色和白色之间，还有灰色的区域。或许这位父亲既不是样样都好，也不是样样都坏，很可能他有好的方面，也有不好的方面。

责任也一样。有些人的思想比较极端："只有我需要对这种情况负全部责任"或者"要是我不阻止危险发生，就没有人能阻止它"。相反，其他人则走向了另外一种极端："这一切都是某人的错"。在"我总是要为一切负责"和"我从不对任何事负责"两种极端之间，你会把自己的位置摆在哪里？

如果你认为自己对负面结果产生了某种影响，所以需要对这个结果负责，请进行以下练习。这项练习叫作"责任蛋糕"。步骤如下所示：

    1. 想象某种导致了负面结果的情况并且你认为自己对此负有全部责任。

2. 列出所有可能导致该结果的事情。从你做了什么或没做什么开始，然后写下其他情况，包括取决于他人或偶然发生的事情。不要把在你掌控之外的事情都算在自己头上。

3. 画一个圆，然后像分蛋糕一样把它分为几部分。

4. 从列举的最后一项开始分配责任。造成最终结果的责任越大，划分的蛋糕份额就越大。

你完成以上步骤后，观察一下责任蛋糕中你自己所占的份额。我不知道你的份额是大是小，但是无论如何它也只是蛋糕的一部分，而不是整个蛋糕。

证明某个人没有以某种方式对过去的事情产生影响，这几乎是不可能的。不断仔细回想过往的细节只会导致人们对自己的责任产生更多的怀疑。人们总是会想："早知道……我就不会那么做；或者……我就会这么做"。不过可以肯定的是，彼时你不可能预测未来。

实验 4：知道何时是头

许多有强迫性疑虑和强迫行为的患者不知道他们的强迫性疑虑和强迫行为何时能结束。他们总是无法完全确认自己是否好好完成了某件事。要想知道某件事是否已经结束，可以遵照以下两条标准：

1. 能够被衡量且任何人都可以验证的外部事实。比如，我洗手的次数、穿衣服所花的时间、上个月我忘关窗户的次数。

2. 难以衡量且他人无法验证的内部感受。比如，完全干净的感觉、穿着正确的感觉或者清楚记得家里每扇窗户都关好了。

你是利用以上哪一条标准来判断自己是否完成了某件事的？你是被内部的感觉带着走，还是关注外部事实和可以衡量的具体数据？

如果你对自己是否完成了某件事存疑，请在接下来的10天里进行下面的实验。当你对自己是否完成了某件事产生了疑问，请在偶数天里遵照外部事实（更理性）来判定，奇数天里按照你的内部感受（更感性）来判定。比如，假设你突然怀疑自己是否关好了门，偶数天里请你按照任何人都可以验证的理性的外部事实和数据来判断，比如去年你没有关门的次数或去年你因此而被盗的次数。奇数天里则按照你的内部感受来判定，你的感受只有你自己知道，比如你百分之百确认自己关好了门或者清楚地记得自己关好了门。每天从0分到10分为你的不适程度打分，"0分"代表没有不适，"10分"代表极度不适。同样也请你每天从0分到10分为你的确信程度打分，"0分"代表非常确信，毫无疑问，"10分"代表非常不确信，存在很多疑问。

如果令你苦恼的是不知道自己完成某件事情的具体次数或所花费的时间，我们建议你在接下来的10天里完成另一项实验。比如，如果你需要花很长时间洗澡以保持清洁，就问一问你觉得爱干净的 3 个人他们洗澡所花费的时间,然后计算这 3 个数据的平均数。在偶数天里就遵循他们的洗澡时长标准(比如 5 分钟或 10 分钟)。奇数天里就按照你自己的内部感受来,洗到你自己觉得完全干净了为止。每天从 0 分到 10 分为你的不适程度打分,"0 分"代表没有不适,"10 分"代表极度不适。同样也请你每天从 0 分到 10 分为你自身的确信程度打分,"0 分"代表非常确信,毫无疑问,"10 分"代表非常不确信,存在很多疑问。你可以将这项实验应用于任何强迫行为:检查门是否关好,整理东西,等等。

你可以填写表 6.3 来完成以上任意一项实验。完成最终的总数计算后你得到了怎样的结论?不同的标准对你的怀疑和情绪有怎样的影响?从现在起你会使用哪种标准来判断?

表 6.3 知道何时是头

奇数天 (内部感受)		偶数天 (来源于外部和观察到的事实,或参考其他人的行为)	
确信程度 0—10(分)	不适程度 0—10(分)	确信程度 0—10(分)	不适程度 0—10(分)
第 1 天:	第 1 天:	第 2 天:	第 2 天:
第 3 天:	第 3 天:	第 4 天:	第 4 天:
第 5 天:	第 5 天:	第 6 天:	第 6 天:
第 7 天:	第 7 天:	第 8 天:	第 8 天:
第 9 天:	第 9 天:	第 10 天:	第 10 天:
总计:	总计:	总计:	总计:

实验 5：赌最坏的结果

一场大雨总是预示着洪水的到来吗？有些情况下可能是这样，但大部分情况下答案是否定的。当可能发生可怕的事情时，有人或许会说服自己："提前预防总比亡羊补牢要好。"

有发生灾难的可能性就意味着灾难一定会发生吗？在你的一生中，你有几次几乎可以肯定有不好的事情要发生，但是最后却无事发生？或许你的理智告诉你："这件事发生的可能性很小。"但是你的感觉却告诉你："这件事马上就要发生了。"

我建议你进行一项实验。试想如果你不采取某种行动，你的侵入性想法所预示的灾难就会发生。比如，"如果我没有多次反复检查水龙头是否关好了，家里就会被淹"或者"要是我没有好好整理房间，就会发生不好的事情"。现在假设你和我要打一个赌，我们的赌注很大，有 100 万欧元。一方打赌侵入性想法所预示的灾难将会在下周发生，另一方则赌它不会发生。为此，我们需要指定一种具体的灾难并设定它发生的期限。不能只说"不好的事情"，需要详细具体说明将会发生什么不好的事情（"我会被抢劫""我会患上癌症""我的丈夫会出车祸"……）。当然，你不能采取任何类似反复检查水龙头或整理房间等行动阻止灾难发生，你会把这 100 万欧元押在哪一方身上？是预言灾难会发生的一方，还是认为灾难不会发生的一方？我怕你选第一个的话我就输了，因为很有可能那场灾难只存在于你的脑海中。

实验 6：焦虑感

面对危险的情况，我们的身体会做出反应，引起一系列生理、心理和行为上的变化。试想你正在花园散步，一只猎犬突然向你冲来。你会做出怎样的反应？你会产生怎样的感受？

你可能会发现自己的心跳加快、呼吸急促、肌肉紧张、身体发热、双手冒汗，想要赶紧逃离这里，你的思维变得越来越活跃，想到的灾难性后果也越来越严重。为什么会这样呢？是为了让你做好逃跑的准备。如果你逃跑了，威胁消失了，你的身体就会恢复正常。如果你无法逃脱，过量的氧气可能会引发一些不适的感觉，比如胸闷、轻微头晕或缺氧（看上去比较矛盾，其实是因为你吸入了过量氧气）。这又是为何呢？目的是让你完全失去行动能力，不引起注意。如果你不怎么移动，狗一般就不会咬你，因为大多数大型捕食者对猎物的移动都很敏感。

幸亏有了这些反应，我们的祖先才得以在丛林中生存下来。直到如今，当我们受到攻击时，这些反应仍然能够保护我们。问题是我们的身体不能很好地区分来自外部的威胁和来自我们想象中的威胁。如果你的侵入性想法对你构成了威胁，你的身体一样会做出上述反应。如果注意到这些无害的感受后你仍然感到害怕，或许你会惊慌失措，认为这种焦虑会给你造成伤害，或者你会失去对身体或意志的控制。

有些人在感到焦虑时会非常害怕，觉得焦虑会使自己心脏病发作、精神错乱或晕倒。根据经验，目前我们还从未遇到过出现以上症状的人。这些生理感受意在保护我们免受危险的伤害，不会对我们自身造成伤害。

你可以自己通过实验来验证。只用嘴巴快速用力地呼吸 1 分钟。不要深呼吸，而是快速呼吸，使你的胸腔充满空气，然后迅速呼气再吸气，就这样持续 1 分钟。如果你进行了一定强度的练习，你就会观察到我所提到的这些和焦虑相关的生理感受是如何产生的。然而，如果你开始慢慢呼吸，用鼻子吸气，让空气进入肺叶深处然后再慢慢用嘴呼气，慢慢减少体内的空气，身体就会逐渐恢复正常了，因为已经不存在什么威胁能让你继续维持那些生理变化了。哪怕你只是坐着不动，你的身体也会自主调节这些变化并恢复正常。你不用相信我，你可以自己去验证并做一做这项练习。

如果你的身体很难恢复正常，可能是因为你脑海中的灾难性想法（"我会遇上糟糕的事情""我要死了""我要疯了"……）一直让你感到恐慌。如果这样的想法对你来说是一种威胁，你的身体就不会放松，因为它依旧需要保持活跃以便保护你。只要你还在害怕，身体就会继续做出反应。当你不再害怕时，身体就会恢复正常。

如果你经常遭遇焦虑危机，日常生活也因此受到影响，由佩德罗·莫雷诺和胡里奥·C.马丁所写的《克服焦虑危机》这本书或许会对你很有帮助。在这本书中你将会看到一些有助于控制焦虑的知识和练习。

强迫症案例分析

接下来我们看看一些患者是如何进行实践的，你应该还记得我在第一章末尾简要介绍过这些案例。

强迫性洗涤：苏珊娜的例子

苏珊娜害怕自己所爱的人因沾染了化学残留物而患上癌症。她的问题基本上是对自己的行为可能产生的后果负有过多的责任，而产生这种后果的可能性其实并不大。我们让她查找了一些与癌症发病原因相关的信息，她发现这种疾病一般发生在暴露于致癌物质的人身上。于是她得出结论，患癌需要两个条件："生理易感性"（或患病倾向）以及接触足量致癌的化学物质（或其他致癌物质）达到足够的时长。也就是说，癌症并不是"想得就得"的，患癌的人需要生理上本身就具有患病倾向，还要接触足量的致癌物质达到足够的时长，才会出现患上癌症的迹象。下画线部分内容很重要，因为我们之前忘记了照定义来看，不充分的接触并不会引发癌症。

吸烟就是日常生活中一个很明显的例子。大约有 85% 的肺癌患者都是烟民，然而只有 10% 的烟民会患上肺癌。这意味着什么呢？意味着在同样的致癌环境下，有些人会得肺癌，有些人则不会。

因此，仅仅接触某种化学物质并不足以"传播"癌症。要患上癌症，需要满足以下要求：

1. 本身身体就具有患癌倾向。
2. 接触了可能引发癌症的物质（致癌物质）。
3. 接触了足量的致癌物质。
4. 接触致癌物质的时间足够长，而不只是偶然接触。

假设苏珊娜的孩子们感染了癌症，我们尝试根据她提供的关于癌症发病原因的信息划分她应该承担的那部分责任。为此，我们制作了表6.4。

表 6.4 确定现实情况中的责任

要素	可能性	累计可能性
孩子的身体本身具有患癌倾向	30%	30%
她将致癌物质带到了家里	40%	70%
家里有足量的致癌物质	15%	85%
接触致癌物质的时间足够长	15%	100%

起初，她的责任似乎减少到了一半，因为在没有了解到更准确的信息的情况下，我们认为她只需为将致癌物质带到家中负责。也就是说，在这一漫长的过程中，就像婚姻中的问题一样：一个巴掌拍不响。

至于自己患癌的可能性，苏珊娜根据实验室厂商所提供的技术数据表搞清了致癌物质的含量以及为了避免其影响所需的正确操作规范。事实上,她还获得了化学药品管制机构提供的化学物质安全数据表。根据这些信息,我们制作了表6.5。

表6.5 确定现实情况中的责任(修正版)

要素	可能性	累计可能性
身体具有患癌倾向	50%	50%
接触足量致癌物质的时间足够长	< 45%	< 95%
根据安全守则使用可能致癌的化学物质	< 5%	≈ 100%

这些来自官方的安全数据分析帮助我们得出了结论,即按照安全规范使用这些致癌的化学物质当然是安全的。然而苏珊娜对于这一项只给出了"保险起见小于5%的可能性"。

由于癌症的形成可能是悄无声息的,有很长时间的潜伏期(有时候甚至会潜伏数年之久),我们关注的重点在于明确这些安全规范是值得信赖的,同时将对感染致癌物质的恐惧视为一种不理智的情绪,但这种不理智的情绪在超出一定程度时,也不会仅仅因为摆在面前的合理事实而消退。

不过,暴露在令她恐惧的情境中能够使她耗尽自己的恐惧情绪,为了强调这一方法的必要性,我们让她在遵守安全规范的前提下对残留在手上或衣服上的化学物质进行检验。而她本人却劝我们放弃尝试这种办法,因为她没有那么强大的检验设备来探测如此微量的残留物。

不过至少这能让经过科学培训的苏珊娜与我们得出结论，既然组成这种物质的分子数量是有限的，那她与这些化学物质的偶然接触不可能造成无限的致癌效力。换句话说，如果我需要1毫克的物质才能引发癌症，而在偶然的情况下我的手指上只能沾染——假设一个数字——0.25毫克的物质，那么把足量的致癌物传给他人就是不可能的事情。如果我把残留的物质传给了别人，每个人手上残留的就只剩下一半：残留在我手上的是0.25毫克的一半，到下一个人又只剩下一半。如果我再接触另一个人，那么我手上的残留物就只剩下1/4了。

现实情况中这种"稀释"的作用使我们能将实验4付诸实践，即"知道清洗结束的时间"。苏珊娜问了身边好几个人每天洗手的次数，然后在偶数天按照自己的清洗标准实行，奇数天则按照别人的标准实行。结果是：在按照自己标准实行的日子里她感到更难过；按照他人标准实行的头几天里她觉得很紧张，但是之后她便感觉更平静了。

苏珊娜并不能证实那些她最害怕的后果没有发生，因为大多数情况下要过很多年致癌物质作为癌症的诱因才能显现出来。然而，反复将她的清洗行为调整为与同事和家人的习惯保持一致，虽然这样的做法起初会引发更多焦虑，但最终她还是比较容易保持洗手次数减少的状态。随着时间推移，工作时能够在"规范"的条件下频繁接触化学物质，可以使得她的强迫性焦虑适度减轻。

强迫性检查：阿德拉的例子

为了验证自己的责任观念，阿德拉写下了小偷或歹徒闯入她住处所需的必要条件，然后再按照0%到100%（即从0%到100%，他们选择我家下手的可能性有多大？）表明他们由于以上原因而抢劫的可能性。由于总和必须为100%，表格右侧将计算累计可能性，直到总和达到100%。

表 6.6　确定现实情况中的责任

要素	可能性	累计可能性
某个小偷或歹徒决定在你所住的区域采取行动	40%	40%
他们选择了你家作为目标	30%	70%
他们尝试进入时没有被邻居发现	10%	80%
家里的门窗都开着	20%	100%

在所有避免侵入事件发生的必要条件中，几乎没有取决于她的内容，因为即使关好了门窗，别人也可以强行破坏门锁或打破玻璃和百叶窗。许多小偷都会对他们的作案区域进行仔细研究，趁主人长时间外出或度假时潜入，方便作案。

为了验证自己在没有检查天然气阀门、水龙头和门窗是否关好的情况下所做的灾难性预测，她采取了以下行动：首先将自己的预测写在一张纸上，如表 6.7 所示。

表 6.7　阿德拉的预测

预测	是否实现?			你有多相信错误观念 1？0—10（分）		
积极：	是 / 否					
消极：						
如果我没有检查天然气阀门是否关好，就会发生爆炸	否	否	否	9	7	3
如果我没有检查门窗是否关好，小偷或歹徒就会进来	否	否	否	10	8	5
如果我没有检查水龙头是否关好，家里就会被淹	否	否	否	8	5	1

在 3 天时间里她都没有进行检查，以便验证如果她不检查会发生什么事情。然后她发现自己仅仅因为做了灾难性预言，就对预言会成真深信不疑（错误观念 1）。起初，她坚信那些灾难性想法会成真（她的焦虑随之加重）。而仅仅 3 天过后，她对那些错误观念的确信程度和焦虑程度都降低了。1 个月后，她一点也不相信那些错误观念并且也不再焦虑了。

强迫性疑虑：恩里克的例子

恩里克总是因为对自己有所谓的同性恋性取向产生怀疑而感到非常苦恼。他看向一名男性，总会突然产生"我看他是因为我是同性恋吗"的疑问。这使他内心十分纠结：为什么每当自己盯着一名男性的时候脑海里就会出现这样的想法。一个问题总会引发另一个问题，却没有得出任何结论。于是他的焦虑程度飙升，而脑海中的画面或"无法抑制"的冲动就在此刻出现了。他觉得那些情色画面入侵了自己的脑海，想尽快将这些画面从自己的脑海中清除。如果他和某个同事或朋友在一起时突然出现了这样的念头，他就会感到非常紧张，觉得自己会因为焦虑而失控，最终可能会亲吻或者侵犯自己的同事或朋友。大多数情况下，他都会逃离当时的情景，所以他也越来越确信无法控制自己的意志和行为。

虽然他最初和性相关的强迫观念只涉及同性恋，但他对于自己在性方面失控的恐惧已经扩散到了其他方面，他开始觉得自己可能会失控并会亲吻或猥亵各种女性（包括他的母亲）或未成年人。

我们建议他完成实验 1。因此，当他脑海中突然出现对自己是否是同性恋的疑问、令人不适的情色画面或有悖于自己意愿的性冲动时，他就会根据当天日期采取不同的行动。在偶数天里，他会尽可能遵循自己之前的习惯：尝试将那些想法从脑海中清除或自问出现这些想法的原因。而在奇数天里，他则会尝试一些新方法：静静感受那些侵入性想法而不受它们的影响，直到那些想法自己消失。表 6.8 是恩里克所填写的内容。

表6.8 恩里克的实验

奇数天（无须努力回避或内心陷入纠结）		偶数天（努力回避或内心陷入纠结）	
侵入性想法的数量	不适程度 0—10（分）	侵入性想法的数量	不适程度 0—10（分）
第1天：10	第1天：9	第2天：23	第2天：10
第3天：7	第3天：8	第4天：20	第4天：10
第5天：7	第5天：6	第6天：17	第6天：9
第7天：6	第7天：3	第8天：18	第8天：8
第9天：3	第9天：2	第10天：16	第10天：7
总计：33	总计：28	总计：94	总计：44

于是他得出结论，面对这些侵入性想法最好的办法就是不理它们，不要试图回避也不要问自己原因，这样做可以使类似的想法减少，那时他就感觉好多了。

不合时宜的冲动：玛利亚的例子

在实践实验中有两种练习非常有利于人们明白他们的解决方法的错误之处，这两种练习就是"控制侵入性想法"和"验证思想的力量"。

第一个实验的目的是验证你是否可以通过尝试不去思考那些念头，或是为这些想法的出现找到一种合乎逻辑的解释来控制这些想法。

为了做到这一点，玛利亚尝试在 5 分钟内不去想和刀具相关的事物，可这对她来说是不可能完成的任务。第二项练习是在 3 分钟内想象一片海滩，但是画面中不要出现刀具。第三项练习是只想象自己在田野中散步，除此之外不要想任何东西。在这三项练习中，玛利亚都失败了。

然后，她尝试只用右手从箱子里取衣服，这件事她完成得很好。第二步是慢慢擦干净箱子的最里面，然后再迅速把衣服塞回去，这一点她也做到了。控制思想和行为之间有什么区别呢？

玛利亚意识到了自己的想法时而出现，时而又消失。我们有许多自己无法控制的想法，甚至无法控制自己在 1 分钟内"不想"某件事，但是我们可以控制自己只用一只手做些什么。玛利亚证实了这一点。那么，思想和行为是否具有相同的特点？如果你尝试控制自己的思想，或者说，尝试不去想某件事，会发生什么事情？

总之，侵入性想法并不都是好的，也不都是坏的，它们并不取决于我们的意愿。对儿子有荒唐的念头并不会让一个妈妈变成坏妈妈，做出故意伤害儿子的行为才会使她成为一个坏妈妈，而玛利亚并不想伤害自己的孩子。

最终，玛利亚完成了实验 1："控制侵入性想法"（见表 6.9）。

表 6.9 玛利亚的冲动念头

奇数天 （无须努力回避或内心陷入纠结）		偶数天 （努力回避或内心陷入纠结）	
侵入性想法的数量	不适程度 0—10（分）	侵入性想法的数量	不适程度 0—10（分）
第1天：24	第1天：9	第2天：30	第2天：10
第3天：22	第3天：7	第4天：25	第4天：9
第5天：17	第5天：7	第6天：27	第6天：9
第7天：11	第7天：4	第8天：22	第8天：8
第9天：4	第9天：2	第10天：24	第10天：8
总计：78	总计：29	总计：128	总计：44

10天过后，玛利亚开始意识到她越是想回避这些想法或越想知道出现这些想法的原因，这些想法在她脑海中出现的次数就越频繁。

为了搞清楚自己到底是一个好妈妈还是一个坏妈妈，玛利亚列出了对于和她儿子年龄相仿的小孩，一位好妈妈和一位坏妈妈可能会做出的行为。我们将她所列的清单复制到了表6.10中。

表 6.10 好妈妈的"诊断"标准

好妈妈		坏妈妈
按时给孩子喂饭	×	给孩子吃零食来堵住他的嘴
给孩子换尿布	×	总是让孩子一个人待着

（续表）

好妈妈		坏妈妈	
在孩子哭的时候悉心照顾	×	在孩子哭的时候不管不顾	
带孩子去公园玩	×	不帮孩子换尿布	
按时哄孩子睡觉	×	将孩子置于危险之中	
和孩子玩耍	×	从不和孩子玩耍	
教孩子自己吃饭，穿适合自己的衣服	×	为孩子打理好一切事务而不让他学会自力更生	
听从儿科医生的建议，给予孩子良好的饮食	×	不好好照顾孩子的饮食，总是给他吃一样的东西或者不适合他年龄的食物	
每天给孩子洗澡，注意孩子的卫生	×	不给孩子洗澡，孩子身上脏了也不管，任由他把脏手往嘴里伸……	
不对孩子大喊大叫或说一些侮辱的话	×	对孩子大喊大叫，打骂孩子……	×
不伤害孩子	×	伤害孩子	?

做好列表后，玛利亚在左右两列她常做的事情旁边打叉。填完表格后，她意识到好妈妈所做的事情她几乎都做到了，自己唯一做的一件属于"坏"妈妈的事情是对儿子大喊大叫（"当我感到紧张的时候，我会吼他"），并且伤害儿子也只是她出现过的念头而已。

至于对孩子大喊大叫的行为，我们问她在生活中是否认识其他好妈妈；如果有，我们请她问问她们之中是否有人从来没吼过自己的孩子。

强迫性仪式：罗伯托的例子

为了消除自己在现实生活中的强迫观念，罗伯托不得不放弃那些仪式并体验在这个过程中会发生的事情。起初，他相信自己并没有任何具体的灾难性想法。他只是提到了自己感觉可能有不好的事情发生，或是他的焦虑可能意味着危险的存在。

这种想法让他无法进行工作，为了直面它，我们建议他进行实验6。他先是过度呼吸了几分钟，然后开始加快呼吸节奏，他的身体逐渐兴奋起来并感到不安，就像他在没有完成仪式时的感受一样。于是灾难性想法又在他脑海中出现了（有什么事要发生在我身上了！），但是几分钟过后他发现没有任何事情发生，身体也逐渐放松下来。他努力通过加大横膈膜活动慢慢进行腹式呼吸，直到那些令人不适的生理感受消失，而这些感受也并没有对他造成任何身体上的伤害。

推翻了焦虑意味着危险的观念，他便扪心自问：如果自己不完成所谓的仪式，可能发生的最坏的事情是什么？然后，他意识到他最害怕的事情是丢掉工作和孩子生病。他认为如果自己不完成那些仪式，这些事情就有可能会发生。因此，我建议他"赌最坏的结果"。当可怕的事情有可能会发生时，最好提前做好准备。到目前为止，你在生活中有几次几乎可以肯定你的孩子会生病或你会被解雇？这些事情发生了吗？并没有，他已经在银行工作了17年，他的孩子也都很健康。他接下来要做的是：预留出100欧元。因为如果他不完成那些仪式，他就坚信那些想法会成真，所以他就不会介意用钱来冒险。

坚持3天不进行那些仪式，如果正如他所坚信的那样，他的预言成真了，他就可以收回那100欧元。但是如果他没有被解雇，孩子们也没有得重病，他就得把钱花在他最讨厌的事情上。他对观念的验证如表6.11所示。

表6.11　罗伯托的预言

预言	预言是否成真?			你有多相信错误观念1? 0—10（分）		
积极：	是/否					
消极：						
如果我不进行我的仪式，我就会被解雇	否	否	否	7	6	2
如果我不进行我的仪式，我的孩子们就会患上重病	否	否	否	9	8	4

在证实了自己的灾难性预言并没有成真后，他又产生了一些疑问。据罗伯托所述，检查车子状态、把一切都收拾得井井有条或保留他的杂志都是挺好的事情。问题在于这些事情需要花费大量时间和精力，因为他不知道自己何时才能结束这些行为。于是他进行了实验4"知道何时是头"。罗伯托总是遵循内心的感受来决定何时停止检查、整理或储存。他必须确认自己按照正确的顺序穿好了衣服并把车子和文件都收拾得井井有条，或者一定要把

杂志好好地保存起来，以防自己某天需要它们。因此，他被要求在偶数天里遵循外部的标准行事，那些外部的标准包括上个月他去找工人修理汽车划痕的次数，公司领导因为他没把桌子收拾好而注意到他的次数，或是去年他需要某本自己收集的汽车杂志的次数；在奇数天里他便遵循自己更为感性的内部标准，比如以自己感觉把一切都收拾得井井有条的感受为准。罗伯托还填写了表6.12。

表6.12 知道何时是头

奇数天 （内部感受）		偶数天 （来源于外部和观察到的事实，或参考其他人的行为）	
确信程度 0—10（分）	不适程度 0—10（分）	确信程度 0—10（分）	不适程度 0—10（分）
第1天：4	第1天：8	第2天：5	第2天：7
第3天：3	第3天：9	第4天：7	第4天：5
第5天：5	第5天：7	第6天：7	第6天：4
第7天：3	第7天：8	第8天：6	第8天：4
第9天：2	第9天：10	第10天：8	第10天：3
总计：17	总计：42	总计：33	总计：23

检查完结果后他得出结论，他遵循外部标准时要比跟着内部感受走时更相信自己，心情也更好。

抽象话题：维利迪阿诺的例子

维利迪阿诺把对"虚无"的疑问同整个世界其实是他思想的结果且不存在的可能性混淆了。为了证实这一切是否都只存在于他的想象中，让他提出几个问题，由我和他分别回答。他需要猜测我的答案，因为毕竟如果我都只存在于他的想象中，他肯定可以通过某种方式知道我的回答。结果 10 个问题他一个也没猜对。他无法猜中我的答案，所以要么可能是他的思想跟他开了个玩笑，或者道理很简单，我其实是独立的存在。我提出了几个类似的实验，基本的理念都是：如果所有一切都存在于你的想象中，你肯定可以通过某种方式猜中只有我才知道的事情。然而，在所有的实验中他屡战屡败，没有猜中任何在现实世界中理应在他思想范围之外的事情。

DOMINAR LAS
OBSESIONES

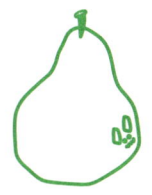

第七章
凭借智慧克服强迫症:
做出可行的改变

如果你按照建议的顺序阅读了以上章节，你应该大概知道了许多有关强迫症发病机制的知识，或许你也已了解了强迫症在自己身上的具体呈现方式。除此之外，阅读并完成第五章和第六章中所提到的实验也能帮助你找到你的强迫观念和强迫行为如何持续存在的线索和证据。

到了这一步，你有什么证据来支持或反对以下两种解释？你认为二者中的哪一种能更好地解释你自身的情况？

- 解释 A：你确实处于危险之中或可能造成伤害，因此，你必须采取行动阻止这样的事情发生。

- 解释 B：你担心自己有处于危险之中或造成伤害的可能。这种担忧迫使你采取某种行动以缓解压力。

请根据之前在实验和练习中得出的结果记下支持或反对这两种解释的证据，然后衡量哪种解释更符合你自身的情况。你可以填写表 7.1 来衡量支持和反对这两种理论的证据。

表 7.1　支持和反对的证据

解释 A： 确实处于危险之中或可能造成伤害，有责任阻止这样的事情发生。		解释 B： 担心有处于危险之中或造成伤害的可能，需要采取行动以缓解压力。	
支持的证据	反对的证据	支持的证据	反对的证据
总计：	总计：	总计：	总计：

哪种解释更准确？很有可能是解释 B：你担心自己有处于危险之中或造成伤害的可能。这种担忧迫使你采取某种行动以缓解压力。

从现在起，我们准备把强迫症视为一种焦虑问题进行治疗。我们已经从第三章了解到了侵入性想法是正常的且总是频繁出现，并且也看到了侵入性想法在帮助我们解决问题或对真正的危险做出预警时甚至是可取的。因此，你总会出现侵入性想法，不仅会出现负面的侵入性想法，也会出现积极或中性的侵入性想法。这是很自然的事情，也是人之常情。

然而，对于这些侵入性想法的担忧正是问题出现的原因，而你控制担忧的方式也正是你的问题长期存在的原因。你是否曾试图将你的强迫症归因为对自己的想法或感受的过度担忧？你内心是否真正认同以这样的方式看待并验证这件事？

没有人能够 100% 保证：如果我们不采取措施来阻止危险发生，危险自然就会消失。不过我们可以向你保证的是，如果你继续跟现在一样总是处于担忧之中并沿袭过去的行为，很可能你一辈子都会受到强迫症的困扰。

强迫症仿佛使你对他人构成了危险，你又为解决这个问题做出了多少努力？到目前为止你所做的努力对你有多大帮助？你会怎么看一个花 30000 欧元买车，又花 60000 欧元买车险的人？你情愿付出多少代价来摆脱不适感？为了阻止连你自己都不知道是否会发生的伤害，你正付出怎样的代价？

如果你依旧对这种解释存疑，不用相信我们，你可以自己通过我在本章以及后续章节中推荐的实验和练习来进行验证。

静静感受侵入性想法

到目前为止，当你脑海中出现某种侵入性想法时，你可能已经尝试过以下一种或多种方法：

- 快速摆脱这种想法或寻找它的逻辑。
- 尝试控制所思所想。
- 转移注意力或从他人那里寻求安慰。
- 做出某种行为：强迫行为。
- 进行某种心理活动：强迫性思维。

这些对策短期内是有效的。它们能使你在几秒或几分钟内得到一定的缓解，但是那些侵入性想法或对这些想法的担忧又会立刻卷土重来。由于这种办法似乎没什么用，我们又提出了另一项实验。这项实验起初对你来说可能有些困难，但是通过练习你就会觉得容易了。

当你产生侵入性想法时，不要试图控制或回避这些想法，也不要寻找它们的逻辑或问自己这些想法出现的原因。你只需静静感受并观察它们就好，不要做其他任何事情。可能侵入性想法的出现会令你感到些许不适，但是请允许它们在你的脑海里占据一席之地。尽管这些想法令你感到不适，它们也是你的一部分。

不理睬这些想法并不意味着你喜欢它们或期望它们出现，也并不表明这些想法没有揭示任何和你个性相关的信息，你只是允许并接受这样的想法存在而已。同样，你也可以允许并接受这些想法消失。想法也仅仅是想法而已，你可以观察它们如何出现，如何在你的脑海中停留了几秒钟，以及如何逐渐消失的过程。你无须付出任何努力，不要强迫这些想法消失或停留，只需冷静地观察它们就可以了。如果你想让这些想法消失，它们自然会消失。

当侵入性想法出现的时候，不要将你的注意力分散到其他事情上，也不要因为拥有这些想法而评判自己。想法不分好坏，你只是有这样的想法而已。有时它们带有积极意义，有时则带有消极意义。这次的想法是消极的，那就请你接受它。不要生气或屈从于它，从你内心深处接受它的存在就可以了。一旦你接受了侵入性想法，它就可能会自行消失。如果它再度出现，那就重新接受。这样一来，它就用不着一直反复出现了。

不适与痛苦之间是有区别的。侵入性想法或不安感的出现会引发不适。除此之外，如果你因为这些想法和感觉的出现而指责或评判自己，痛苦就出现了。

事实上，那些想法就如同海上的波浪一般。海浪在远处出现、膨胀，然后消失在岸边。如果你踏进水里想要阻止或控制海浪，你就会被海浪卷走并淹没在水中。如果你留在岸边观察，无须阻止或控制它们，海浪便会自己慢慢消退。当你脑海中出现侵入性想法时，无论它们令你感到多么不适，只要记住它们就像海浪一样。想象自己站在岸边的沙滩上观察海浪形成、停留几秒然后消退的过程。侵入性想法出现时，你就站在岸边观察它们形成、停留一段时间然后消失的过程，然后就自然而然地继续完成你之前正在做的事情。

刚开始的时候这项练习可能要花费你很多工夫，但是你可以通过不断的练习来完成它。要好好利用每次侵入性想法出现的机会，将这种办法付诸实践。

强迫症案例分析

接下来我们看看一些患者如何做出了可行的改变。你应该还记得我们在第一章末尾简要介绍过这些案例。

强迫性洗涤：苏珊娜的例子

苏珊娜觉得自己无法忍受被污染的感觉。当接触了所谓的污染物后，她就会感到极度焦虑，而焦虑又会引发她的灾难性想法，她尤其害怕可能使自己的孩子感染癌症。

调整清洗的"规范"并按照外部的标准来衡量清洁度，以及实事求是地评估自己在所谓的传染过程中所负的责任，这些大大缓解了苏珊娜的焦虑。然而，那种受到污染或沾染肮脏的物品的感觉依然会时不时侵袭她，不过这种感觉出现的频率降低了。在这些情况下，我建议她静静感受这些侵入性想法，只在必要的时候进行清洗。如果出现了受到污染的感觉，就跟这种感觉打个招呼："你好呀，污染小姐。"然后只要静静感受就好，不要试图回避这种感觉或寻找能平复这种感觉的合乎逻辑的理由，因为她的反应本身就是不合逻辑且过于夸张的。而通过练习，她越来越能忍受这样的感觉，也不会感到太痛苦，最终那种受到污染或沾染肮脏的物品的感觉逐渐回归"正常"的范围。

当人接触到肮脏的物品、粪便或腐烂的物质时感到恶心或厌恶是很正常的，采取预防措施避免患上传染病或避免接触对健康有害的物质也是人之常情。而由于有接触到微量有害物质或有害物质分子的可能性而时时生活在痛苦中就不太正常了，这些微量的物质或分子对我们的身体是无害的，我们无法永远避免接触它们。

强迫性检查：阿德拉的例子

阿德拉已经习惯了检查家里的各种东西。当她决定不进行检查时，她的脑海中就会浮现大量灾难性的画面。她会想象有罪犯入室抢劫、袭击她的丈夫并强奸她，或是想象家里可能会爆炸、起火、被水淹没……而这一切都是自己的不谨慎造成的。这些以画面呈现的侵入性想法总是让她产生怀疑，迫使她反复检查。

通过实验2验证了自己的灾难性想法并非对未来的预测，而只是毫无根据的恐惧，她决定直面这些想法。之前，当这些想法出现在她脑海中时，她总是感到十分恐慌，觉得自己得为自己和丈夫的安全负责。而现在，她只是静静凝视这样的想法。当那些灾难性的画面出现在她脑海中时，她便对它们说："欢迎光临，毫无根据的灾难们。"她静静观察它们，就像在电影院看一部无聊的电影一样，直到电影结束。然后她回去继续做她之前在做的事情。她只检查了一遍门窗和天然气阀门是否关好了，之后就再也没有想到灾难性的画面或对自己的行为有所怀疑。她也明白了所有一切不过是不安感在作祟，而反复检查只会让她更加不安。

我们的大脑可能会幻想各种各样的画面，产生各种各样的想法。有时候这些画面或想法可能是令人愉悦的，比如有人会想象和自己的爱人相遇或升职加薪。有时候它们则是令人不适或非常糟糕的，阿德拉脑海中的画面或想法就属于后者。不过无论如何，它们也只是幻想罢了。

和梦境一样，幻想没有逻辑上的连贯性，也不能反映我们的真实愿望。它们只反映了我们的情绪状态，就好像大脑随机选择了一组想法和画面，然后把它们组合在一起来表达一种共同的情绪。想象中出现的人物和场景有时候彼此并不相关。如果我们心情很好，我们想象中的人物也会流露出爱意，因为我们正沉浸于这样的情绪中。如果我们在生气，想象中的人物就会表现出愤怒或暴躁。阿德拉总是由于不同的原因而感到不安，所以在她的想象中，当她和丈夫面对攻击他们的事物或人（火灾、洪水，小偷、强奸犯……）时表现出的情绪就是恐惧和不安。想象中出现的人物或场景是最不重要的东西。和做梦一样，重要的是它们所传递的信息："我面对某件事时感到不安""我对某件事感到很愤怒"或者"我对某件事感到很高兴"。以阿德拉为例，她的想象表达的是不安的情绪。随着她越来越相信自己和自己的行为，这些灾难性的想象就消失了。

强迫性疑虑：恩里克的例子

鉴于恩里克起初已经接受了自己可能是同性恋的事实，"但是同性恋只是一种标签而已"，我们坚持对所有的分类存疑，例如：好/坏、黑/白、高/低、远/近、冷/热。当然，其中也包括对于同性恋/异性恋的区分。

他对于同性恋和异性恋之间存在的所谓"连续性"表示惊讶，这种连续性就像是白色与黑色之间存在的灰色一样。很明显，比如社会偏见对于高/低分类的影响并不像对于同性恋/异性恋分类的影响那么大。

20世纪50年代，阿尔弗雷德·金赛（Alfred Kinsey）以他关于性学的研究报告引起了整个美国社会的骚动。在众多结论中，他提出了在"完全异性恋"和"完全同性恋"这两种极端的性偏好之间存在一段连续体。尽管人们在后天适应了更偏向于异性恋或同性恋的角色，相较于社会"非黑即白"的绝对分类，很多人的性偏好较为广泛。

因此，我们让恩里克解放自己，对在他脑海中循环播放的性幻想画面宽容一些，以开放的态度和他现在的爱人活在当下，允许自己接纳一切感受并放弃急于表现自己"在异性恋中出类拔萃"。

直到现在，恩里克对自己性取向的表达还是很极端："我要么是异性恋，要么是同性恋。"对他而言，认为男性对自己有吸引力的事实（并无任何性唤起的反应）已经将他置于同性恋这一端了。除此之外，他还错误地将自己的焦虑解读为性唤起，而这两种感受其实是有区别的。尽管焦虑和性唤起都会加速生理反应（心悸、呼吸急促、肌肉紧张、冒汗……），但焦虑加速生理反应是为了逃离危险，而性唤起加速生理反应则是为了让我们与为我们带来愉悦的人亲密无间。恩里克感受到的是恐惧而不是愉悦。

有趣的是，随着他在内心逐渐接受关于自己是同性恋的疑虑和性冲动（据说是不可控的）的存在时，这种疑虑和冲动就逐渐减少了，他的不适也得到了缓解。

不合时宜的冲动：玛利亚的例子

玛利亚想尽一切办法抵制伤害儿子的冲动，即使这种事情发生的可能性微乎其微。任何想法、画面或冲动都会被她从她的脑海中迅速抹去。然而，在完成了控制侵入性想法的实验并衡量了"我是个坏妈妈"这种想法的真实性后，她能够做到仔细凝视这些侵入性想法而不再感到害怕了。

这些侵入性想法出现时，她就接受它们。为此，她总是被动地观察它们，不参与，不抑制，什么都不做，只是静静观察这些想法，直到它们自行消失。她喜欢将这些想法想象成一列有很多节车厢的火车。她就在站台上看着火车经过：一节车厢、两节车厢、三节车厢……直到最后一节车厢经过站台，火车消失在远方。而她依然平静地站在站台上，不随火车远去。

强迫性仪式：罗伯托的例子

罗伯托需要战胜以下两种灾难性想法："如果我不完成我的仪式，就会有坏事发生"和"如果我不完成我的仪式，我就无法忍受"。在这两种情况下，证实他的预言没有成真会让他轻松很多，并且能够使他在这些灾难性想法出现时被动地观察它们。

一直困扰罗伯托的另一个想法是"如果我扔了我的杂志，可能在某一天我又会需要它们"。每当他准备扔掉一些杂志时，这种想法都会反复出现。在扔掉任何杂志之前，他花了一周时间想象如何完成这件事。通过这种方式，他便能够接受和自己的杂志分离的想法，为之后真正采取行动做好准备。

抽象话题：维利迪阿诺的例子

为了调查清楚关于世界的起源、真实性和终极目的的解释，我建议维利迪阿诺制作一份目录，目录中包含与这些话题相关的宗教、教派、神秘信仰、哲学和科学解释。维利迪阿诺从百科全书中摘抄了世界上的部分宗教及其变体，这份目录说明这世上存在着许多对世界的解释和相关的文化群体。因此，我们可以推断出，每一种新解释的出现都会让人更加困惑。实际上我们对这些问题确实知之甚少，所以许多人将一切都诉诸信仰（毫无根据地相信），或者表现得好像对于这类问题存在的某种解释并不知情，但不知道也无所谓。

DOMINAR LAS
OBSESIONES

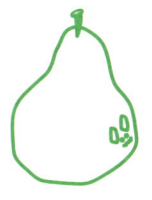

第八章

在现实生活中克服强迫症：果断而坚定地采取行动

第八章 在现实生活中克服强迫症：果断而坚定地采取行动

若你完成了上一章中的练习，我们建议你再往前迈一步。不要等待侵入性想法随机出现，你得主动去触发它们！到目前为止，你总是尝试通过回避来控制这些想法，但是你有没有试过通过接近这些想法来控制它们呢？不要受制于这些想法，你要做它们的主宰！在本章中我们将介绍一些练习，以便让你能够获得真正的控制权。

接近害怕的事物

如果侵入性想法没有主动出现，你可以通过以下两种方法来观察它们：

采取行动以获得真正的控制权

让侵入性想法出现的一种简单办法就是接近能够触发这些想法的事物或场景。让我们举几个例子以便你理解：

- 如果你害怕被脏东西污染，那就去接触脏东西。
- 如果你害怕进入公厕会感染疾病，那就进入公厕。
- 如果你担心自己会用刀自杀，不要把刀藏起来，就把刀放在手边。

- 如果你看到物品摆放得乱七八糟就无法忍受并感到苦恼，那就故意把东西弄乱。
- 如果你怀疑自己没有锁好门，去检查一遍就行。但是如果你仍对此有疑问，就不要再去检查了。
- 如果你害怕在公共场合大声说些难听的话，那就去一个没人认识你的地方。
- 如果你苦恼于没有按顺序穿衣服就会导致坏事发生，那就打乱你之前的穿衣顺序。

现在你肯定已经在所有事情上都采取了相反的做法。或许你之前回避了那些触发侵入性想法的事物或场景，那么从现在开始，请你采取和之前相反的做法，主动接近那些你所回避的事物或场景，去寻找那些引发侵入性想法的事物或场景。这种做法并不是听从想法的指示而行动，而是主动触发那些想法以证实控制权掌握在我们自己手中，而不是那些想法的手中。

或许你认为这项提议太疯狂了，或者对你来说这可能是一项很糟糕的提议，但这是让侵入性想法现身的唯一方法，只有这样我们才能从内心深处真正接受这些想法。一旦这些侵入性想法出现在你脑海中，就请你被动地观察它们，然后让它们自行消失。这样一来，你就可以逐渐变得不再担心并学会忍受它们的存在。

请通过表4.4、4.5和4.6回顾第四章中你的个人情况以便更好地进行这项练习。如果你目前还没有填写这些表格，请在继续阅读前花时间填写一下。

填写完第四章的表格后，我们建议你按照以下步骤进行练习：

1. 在纸上写下最令你困扰或担忧的侵入性想法。如果这些想法都是以画面、冲动或感受的形式呈现的，请对它们进行详细的描述。

2. 观察你在哪些场景中或跟哪些人在一起时更容易出现侵入性想法。为此，当你突然出现侵入性想法时，请在纸上记下你那时正在和谁一起做什么事情。你要专注于那一具体的瞬间以及之前几个小时发生的事情。

3. 列出这些场景并将它们按照所引发的不适程度从低到高排列。

4. 慢慢从接近不适程度最低的场景开始。当侵入性想法出现时，你就静静观察然后任由它们自行消失。持续进行这种练习，直到你自己感觉舒服了为止。不要在练习期间半途而废，也不要做任何分散注意力的事情。

5. 接着列表中的下一个场景重复上述练习。如果你觉得很费劲，可以先寻找一种更简单的场景进行练习。

6. 请按照场景的排列顺序完成剩下的练习，直到你能熟练掌握在所有场景中静静观察并任由侵入性想法消失的能力。

你可以在本章最后一部分的案例分析中找到完成这种练习的实例。根据你的强迫观念和强迫行为的类型，可能某种方法要比另一种方法更合适，但是都阅读一下也无妨，这些案例都很有趣。

MP3、盒式磁带和其他技术支持

另一种触发侵入性想法的方法是把它们都记录在 MP3 播放器、CD 或者盒式磁带中。这样一来，侵入性想法就不会消失，因为它们可以通过磁带反复播放。倾听这些想法可以帮助你观察从而容忍它们的存在，证实你想象中危险的灾难性后果并没有发生。

比如，如果你开车回家的时候突然出现了撞到人的侵入性想法，把"我开车的时候会不会撞到人了"这句话多录几遍，然后戴上耳机反复听。

可能起初你会感到很难受，所以请你同样采用循序渐进的方式。刚开始的时候听上几分钟录音就可以了，第二天再多听一会儿，然后每天逐渐增加听录音的时长。坚持这样做，直到你能够在听录音时不产生任何不适为止。当然，请你不要在听录音时分散注意力或做其他任何事情。你所有的注意力都应该放在倾听那些侵入性想法上。

放弃简单的方法

你过马路的时候，有没有想过为什么红灯亮的时候你就停下了呢？可能你没想过这个问题，只是自然而然停下了脚步。或许在你小时候，有人曾告诉你："要是你在红灯亮的时候过马路，你就会被车撞倒。"或者你自己也知道如果你在那时过马路，就可能被车撞倒。有了许多次红灯停的经历后，你就不需要在这件事上多考虑了。当你看到红灯，你就会停下，就像自动的行为一样。

当侵入性想法出现在你脑海中时，你是否已经学会自动对它们做出反应了呢？甚至，你是否在已经没有侵入性想法的情况下也会自动采取行动呢？请查看表 8.1 并验证你是否采取了以下简单的方法。尽管这些方法看起来是有效的，但它们其实只不过是虚假的安全措施罢了。

表 8.1 虚假的安全措施

☐ 注意侵入性想法的出现并回避它们。
☐ 注意并回避那些会触发侵入性想法的事物或场景。
☐ 停止或回避自己的想法。
☐ 寻找自己想法的逻辑。
☐ 在现实生活中做出强迫行为或完成仪式性动作。
☐ 在脑海中做出强迫行为或完成仪式性动作。
☐ 从某人那里寻求安慰或请求某人的陪伴／帮助。

一般而言，这个表格中所列出的虚假的安全措施能让你有多平静？你认为它们是解决你强迫性担忧的好方法，还是会使你的问题持续存在？或许它们能够让你轻松几秒钟，但是很快你又会回到侵入性想法中或感到不安。如果这些办法真的有用，你就不会依然感到担忧、无法摆脱强迫性观念或感到焦虑了。

这些简单的办法就像学校里会抢劫其他孩子的校霸一样。试想有一名被校霸骚扰的可怜孩子，起初，校霸只向他要一点钱，他给钱之后便松了一口气。但是之后会发生什么呢？他松了一口气就代表他永远摆脱校霸的骚扰了吗？应该不会，因为校霸问他要的钱只会越来越多。摆脱校霸最好的办法是什么呢？就是不给他钱。这个过程会很美好吗？当然不会，但从长远来看，这是唯一的解决办法。

这些简单的方法也一样。当你下意识采用这些方法时，你会感到轻松，但是问题并没有解决。因此，解决这个问题最好的办法就是不采用这些方法。这么做要付出很大代价，因为人们已经习惯了采用这些方法，但从中期和长期来看，这才是最佳的解决办法。

简而言之，你认为负面的想法会导致灾难发生，而为了避免灾难发生，你便采用了一些能让你感到安全的简单办法，这是可以理解的。你需要明白的是有侵入性想法是很正常的事情，这也不会给你造成任何伤害。然而，你不能证明这些想法是无害的，因为你采取了行动来避免灾难性的后果。只要你采取了那些行动，你的焦虑就会一直存在。你需要意识到自己的灾难性想法并不会造成伤害，所以你应该放弃那些不必要的预防措施。如果你允许自己有这些想法且不采取任何预防措施，你就能证明这些想法不会造成任何伤害且毫无意义。

强迫症案例分析

接下来请看一看我们的患者在现实生活中所采取的行动有哪些。你应该还记得我在第一章末尾简要介绍过这些案例。

强迫性洗涤：苏珊娜的例子

到目前为止，她频繁洗手（60次/天）和长时间洗澡（45分钟/次）的行为仍然遵循着内部的标准，即自己内心认为清洗干净并摆脱污染的感觉。然而，在简单询问了周围人之后，她得出结论：每天洗手10次、一次洗澡花5分钟时间就足够了。她周围的人也没有按照某种特定的顺序完成这些事情，因此她逐渐适应新的"标准"。由于她清楚这个过程会让她感到焦虑，她便采用了循序渐进的方式：

1. 将每次洗澡的时间减少到20分钟，每天洗手的次数减少到30次。独自洗澡。

2. 改变洗澡的顺序，其他不变。

3. 改变洗手的顺序，其他不变。

4. 将每次洗澡的时间减少到10分钟，每天洗手的次数减少到20次。

5. 将每次洗澡的时间减少到5分钟，每天洗手的次数减少到10次，只在双手有明显污迹、上完洗手间或在没戴手套的情况下接触了实验室中的化学药品时才洗手。

当突然感觉自己受到了污染并随后出现了灾难性想法（"我要死于癌症了""我的孩子们会感染疾病"……）时，她就静静观察它们。当这种感觉出现时，她就和它打个招呼（"你好呀，强迫观念，你是来这吓我的吧"）。她不会回避这种感受或寻找其中的逻辑，只是静静观察，直到这种感受自己消失。

除了适应新标准并练习默默观察之外，她还决定放弃之前能给予她安全感但会使强迫观念持续存在的简单方法。为此她同样也采取了循序渐进的方式：

1. 不再反复回想自己是否按照正确的方式洗了手或接触过某种"危险"物品。

2. 依据化学药品厂商的建议，只在需要的时候戴上手套。

3. 不再检查自己或孩子身上是否有感染疾病的迹象，也不再要求丈夫帮她确认。

4. 开始把自己工作时穿的衣服和家人的衣服一起洗。

最后，为了真正战胜自己的灾难性想法，她决定接近那些之前由于过度恐惧而回避的场景。同样，随着对自己的信心的增强，她一步步慢慢地完成了这件事。之前她总是因为害怕同事污染了门把手而避免接触它们，而现在她可以触碰门把手了。工作结束后，她每周也至少会有一次和同事们待在一起小酌一杯。

在治疗结束时，她几乎已经没有任何强迫观念或强迫行为了，但是为了百分之百确定自己已经克服了恐惧，她向我们提出了一种测试方法，我们都觉得她的主意很不错。作为一名优秀的化学家，她知道如果将少量物质放在水中稀释，这种物质就会完全溶解在水中。所以她想买一个喷雾器，往里面灌满水并加入少量之前令她害怕的物质（据化学药品厂商说是不致癌的），然后她拿喷雾器朝自己喷洒了一遍。尽管她几乎已经能控制住自己的强迫观念了,强迫观念还是再次被触发("我被污染了")。她便借此机会练习静静观察这些想法,验证了她的焦虑和批判性的想法是如何加深的("我是个危险人物!我是个坏妈妈!")。这些想法逐渐减少,最后消失了。当她能够在家里喷洒所谓的"受到污染的"水,并在之后没有打扫或消除污染的需求时,她就知道自己已经克服强迫症了。

如果你的强迫观念与这一主题相关,我们建议你也进行上述练习。如果你对某种物质感到厌恶或恐惧,就取少量样品溶解在水中,然后用喷雾器"污染"你的房间和身体。这些物质可以是唾液、粪便、尿液、灰尘、头发……

强迫性检查:阿德拉的例子

在证实了自己的灾难性想法和画面仅仅是内心的想象之后,阿德拉就放弃了能让自己获得安全感的简单方法,因为它们都是不必要的预防措施。如果本来就没有什么好害怕的,就没有必要担心自己的安全问题。于是她便开始由易到难一步步采取相应的行动:

1. 不再向丈夫寻求安慰。也就是说,她不再询问丈夫她是否关闭了门窗、水龙头或者天然气阀门。一旦她自己确认过了,她就不会要求丈夫再去检查。

2. 不再回想自己完成每件事情的过程。之前,她总是试图在脑中寻找自己已经关好门的确凿记忆,这总是让她心生怀疑，因为她没有一次能确信自己关好了。

3. 放弃反复检查水龙头。用完水后关上水龙头是个习惯性动作，无论我们内心有多怀疑，都没有必要再去检查一遍。

4. 放弃反复检查天然气阀门。每天晚上只检查一遍就行了，后续再有怀疑也不去管它。

5. 放弃反复检查门窗。因为她家的门不能从外面打开，所以她只在家里没人或晚上的时候锁门，只检查一遍一楼的窗户是否锁好就行了。

6. 打破锁门的时候要完整地听到钥匙转三圈的仪式，因为只要转一圈门就能完全锁好。

强迫性疑虑：恩里克的例子

为了证实恩里克对成为同性恋的恐惧，我们让他去人多的地方看看男人和女人，不带着任何激动的情绪，也不事先设定他是否必须感受到基于性别的吸引力。这项任务的目的是仔细观察男人和女人，但是不事先对他的感受或感觉下结论。要知道恩里克已经到了没法面对任何人的地步了，无论男女，因为他害怕这会导致他失去控制，冲上去强吻别人或做出"天知道"什么疯狂的事情来。他的预言是这样的："如果我看向别人，我就会被对方吸引，然后会失去控制并冲上去亲吻他/她。"在观察了一些男人和女人的面孔后，他证实了自己的灾难性预言从未发生。

由于他的预言并没有在他认为最安全的区域（他工作的地方）发生，他同意再去酒吧"试一试"。这次实验依然是直接观察酒吧里的男性和女性，但并非带着侵略性的目光。结果依然是失去控制或性骚扰别人的预言没有实现。

不合时宜的冲动：玛利亚的例子

CALMA疗法的最后一步是将已明白的道理应用于现实生活。对于玛利亚，这意味着她要从抽屉里把刀取出来，在给孩子喂饭时把电视关了或不做其他事情来分散注意力，切肉的时候也不让孩子远离自己的视线（任何一位母亲都会这样做）。在削完水果的时候，她还得故意将刀尖朝向自己的孩子。

在此之前，玛利亚因为害怕失控并伤害自己的孩子而一直回避以上场景。在完成那些控制想法的实验后，她意识到某些简单的方法导致她的问题持续存在，所以她决定放弃那些方法：

1. 不再试图通过阻止想法的出现或寻找其中的逻辑来控制自己的想法。

2. 不再试图分散注意力或把电视声音开到最大来阻止杀人的念头潜入脑海。

3. 不再将刀具或其他任何可以用作"凶器"的东西藏起来。

4. 当她单独和孩子在一起时，不再要求丈夫或自己的母亲也在场。

最后，她想向自己证明她能够真正控制自己的意志和行为。为做到这一点她遵循了以下两个步骤：

1. 她让丈夫在她照顾孩子的时候待在隔壁房间，还在桌上放了一把锋利的刀。

2. 在丈夫不在家的时候重复上述练习。

起初，她感到非常焦虑。她越焦虑，就越害怕自己失控。但是在向自己证明了焦虑不会导致自己发疯或失控后，她就克服了恐惧并能够享受和孩子相处的时光了。

强迫性仪式：罗伯托的例子

对罗伯托来说，在现实生活中采取行动意味着克服对混乱的恐惧。那么克服这种恐惧最好的办法就是弄乱东西。

在证实了他的灾难性预言并没有实现且焦虑不会造成实际伤害后，他便对彻底克服自己的强迫观念充满信心，于是故意弄乱自己之前认真整理过的东西来触发强迫性观念。以下是他采取行动的步骤：

1. 改变公司档案柜的位置。

2. 改变自己工位的布局，包括电脑、发票、电话、订书机、铅笔、纸张等各种东西的位置。

3. 改变车库里的工具的位置。

4. 改变洗车顺序。

5. 改变每天的穿衣顺序。

这些改变触发了他的强迫观念（"有坏事要发生了"或"我无

法忍受焦虑了"）。于是他就抓住机会练习静静观察这些灾难性想法，跟这些想法打招呼（"你们好呀！灾难性预言！"）并保持冷漠，直到整理的冲动自行消失。

最终，他还一鼓作气准备克服自己的其他强迫行为：强迫性检查和储存杂志的行为。他同样按照阿德拉的计划来克服自己的强迫性检查行为，不过他根据具体情况做了一些适应性调整。改变储存杂志的行为花费了他更多工夫。他已经保留这些杂志很多年了，尽管和妻子因为这个吵了很多次架，他还是觉得这么做就好像要跟自己的一部分分离一样。然而，他还是意识到了这些杂志所占用的空间和它们的实际效用并不匹配。10年来，他只需要过两本杂志，而且还没找到，因为他不记得那两本杂志放在哪个箱子里了。于是他便按照以下计划采取了行动：

1. 他花了1周时间来仔细想象自己将如何扔掉一半的杂志（最旧的那部分）。

2. 第二周继续重复上述过程，但是这次想象的是只留下去年的杂志。

3. 让妻子帮他一起扔掉那一半杂志（最旧的那部分）。

4. 最后，除了最近的3期杂志，他把剩下的都扔了。

5. 他向自己保证，每新买一本杂志，就把上一期旧的扔掉。

当然，采取上述行动触发了罗伯托所有的灾难性想法，令他感到焦虑，甚至连想象都会引发他的焦虑。而他也再次利用这些灾难性想法被触发的机会来练习被动地观察它们。他继续默默观察，直到发现他的灾难性预言并没有实现，焦虑也逐渐减少并最终消失不见了。

抽象话题：维利迪阿诺的例子

鉴于很难找到关于世界的起源、真实性以及它存在的终极意义的答案，我建议控制一下投入到抽象的反思中的时间，并表现得好像我们已经拥有了一个答案一样，即专注于每天的生活并等待现实向我们展示它的"真"面目，以防它和我们想象中的不一样。

和不要试图去寻找解释的建议一样，我们也要求维利迪阿诺不要试图从父母或某位老师那里得到的解释中寻求"安慰"。这起初给他带来了相当大的痛苦，但是他明白必须接受自己的问题没有100%确切答案的事实。因此，他应该学会与这种不确定性共存，其他人就是这么做的（顺便一提）。

最后，我让他想象如果他的生活不是真实的，对他来说这意味着什么。他详细地在纸上写下了他的想法并用MP3录下来，然后完完整整听了很多遍录音，直到能够接受所有一切可能只是一场梦的想法。为此，他开始被动地观察这些想法，在这种情况下他是在被动地倾听，无须陷入内心的纠结或反思中。起初这样的练习令他感到不适，但是把录音听了一遍又一遍后，他最终便能忍受之前令他十分苦恼的不确定的感觉了。

维利迪阿诺在"对于存在的怀疑"上投入的时间逐渐减少，

更多专注于自己在青春期的日常生活中所面临的各种问题。他发现只要不被这种哲学思辨牵着鼻子走，避免陷入那种无休止的辩论对他来说就越来越容易了。

DOMINAR LAS
OBSESIONES

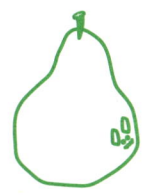

第九章
勇于面对
才能取得好转

如果你遵循了我们建议的治疗计划，很可能你已经摆脱了强迫症的困扰。如果是这样，那么恭喜你！然而，如果你还未开展这项工作，就试问一下自己到底是什么阻碍了你。你需要关注自己的心理障碍，聆听自己的想法：你为了不进行治疗都对自己说了什么？如果你试图克服自己的强迫症或已克服它时，你担心会发生什么？

几个月来，罗伯托一直在服药治疗自己的强迫症，但是他并没有成功摆脱自己整理、检查和囤积物品的强迫行为。当他的心理医生提出认知行为疗法的建议时，他非常怀疑。他认为"如果我不完成我的仪式，我就无法忍受"或"我不配得到好转"，这样的想法令他感到难过，变得更加焦虑，最后阻止了他采取行动。于是他便对心理医生的建议百般推辞，告诉医生自己目前还没有做好准备，他需要寻找一个合适的时机，或许需要另一种治疗方法……他总说"是的，但是……"。当他克服这些心理障碍后，他就开始在一位临床心理专家的帮助下进行认知行为治疗。经过几个月的治疗，他希望自己能克服强迫症，最终他也做到了这一点。他几乎已经没有什么强迫性观念了，而当强迫性观念出现时，他也不再为此苦恼。同样，他也不再有强迫性行为了，所以他留给自己的时间更多了。然而，他也有一种苦乐参半的感觉。乐是因为他克服了强迫症，苦是因为他意识到自己的某些问题之前被强迫症掩盖了。多年来，他投入了大量时间和精力在担忧自己的强迫观念和完成仪式性动作上，却忽视了日常生活中对他来说更重要的方面。比如，他在工作中很难对别人说"不"，也不懂得分配任务，于是他的老板对他的要求越来越多，而他却没有向同事寻求帮助；他也意识到自己和妻子之间的关系已经很僵了，他们夫妻俩已经很久没有共同度过一个浪漫的周末了，两人之间的亲密关系已经出现了裂痕，双方的沟通也仅限于为他的强迫行为争吵。这些困难促使他继续进行后面的疗程并尝试处理这些问题。通过学会更好地表达自己的感受，他开始享受之前不允许自己享受的活动，放下了完美主义的想法，成功改善了和妻子之间的关系以及在工作中的状态。他越来越享受家庭生活，在工作中也感觉更好，并且开始参加体育运动，最重要的是他收获了自信和内心的安全感。现在他确实可以掌控自己的生活了。

　　这一章节中我们会谈到一些话题。一方面，我们会谈论一些可能会阻碍你开始治疗的心理障碍，在开始治疗之前你必须克服它们。另一方面，我们会谈论一些在之前可能被强迫症掩盖或由强迫症导致的个人问题。具体来讲，我们会提出一些方案帮助你学会表达自己的感受、享受自己的生活、承担一些风险并减少对自己的批判。

心理障碍

如果你还未开始治疗,可能是因为你的内心还在纠结。你心里肯定有一部分是期望开始治疗的,因为你能感受到疾病带给你的不适以及日常生活中带给你的负面影响。但是可能你心里又有一部分是抗拒治疗的。如果是这种情况,给予这种抗拒的情绪一定的关注非常重要,你需要倾听它所传达的信息并衡量其真实性。下面我们来谈谈一些常见的心理障碍。

我会受不了的!

罗伯托坚持认为自己无法放弃他的仪式性动作。他尝试了好几次,但内心总是感到十分不安和紧张,以至于觉得自己根本无法忍受。他感觉除非自己完成仪式,否则这种不安感永远都不会消失。他总对自己说:"一整天时间里我都会想着这些强迫性观念,直到我完成了整理或检查为止,我无法将注意力转移到其他任何事情上,一整天都会感觉很糟糕。"有时候他甚至害怕这种焦虑或压力过于强烈,从而导致他发疯或失控。有时候他又感觉坏事可能会发生在自己或家人身上,尽管他不清楚到底是什么坏事。

你曾有过和罗伯托一样的感受吗?你曾感觉焦虑或压力会使你发疯或失控吗?或者你是否曾认为这样的感觉永远不会消失?你可能有过这样的想法或对此深信不疑,但可以确信的是,焦虑只是一种情绪，跟其他所有情绪一样，它是暂时的且不会造成伤害。情绪是身体的自然反应，能让我们为接下来的行动做好准备。有些情绪是积极的，让我们感觉良好，比如喜悦和爱意。有些情绪则是消极的，使我们感到难受，比如恐惧、愤怒、悲伤或厌恶。所有的情绪都是有用且必要的，因为它们能够帮助我们做好准备并不假思索地迅速采取行动。例如，焦虑或恐惧的情绪能让我们在面对危险时做好逃跑或保护自己的准备；厌恶的情绪能帮助我们远离可能造成污染的东西；爱则能让我们做好表达喜爱和分享的准备；紧张让我们明白自己存在待满足的需求。所有的情绪都会提醒我们一些事情并让我们的身体做好准备，以便迅速且有效地面对它们。

　　一般而言，我们的身体需要产生一些变化以便做好准备。如果你在感到焦虑或厌恶时关注一下自己身体的变化，就会发现你的心跳和呼吸加快、肌肉紧张、全身发热，感到焦躁不安。如果此时你完成了自己的身体所准备的行动，这些变化就会逐渐停止。相反，如果你不采取任何行动，或抗拒采取行动，这些变化就会持续一段时间（以防你不得不采取行动）。问题在于维持这样的变化会让我们的身体耗费很多能量，因此作为一个储存能量的良好载体，我们的身体便想出了一个好办法来节省能量，即产生灾难性想法（例如，"我会受不了的""我会发疯"）。这确实是个好办法，不是吗？如果你在感到压力或焦虑的同时出现了类似"我无法再忍受了"或"我会发疯"（或属于此类的其他想法）的想法，你就会更迅速地采取行动，这样你的身体就会节省能量。

因此，当你将这种办法付诸实践的时候要特别注意，身体产生的变化越大，出现在你脑海中的想法就越严重，以便让你反应更迅速，从而节省能量。甚至你的身体也试图让你相信自己马上就会死于焦虑！

罗伯托同意了亲身体验这样的感受，准备直面自己脑海中的谎言。他不再进行那些仪式并注意到了自己有焦虑和紧张的生理感受。他倾听了自己的想法并发现它们变得越来越严重，但他只是默默观察，没有采取任何行动或思考其他事情，并没有被这些想法愚弄。最终他发现了人类的身体是多么狡诈精明，因为那些生理变化停止后，他的焦虑也逐渐得到了缓解，那些灾难性想法并没有实现，而他也能够将自己的时间和精力投入到他真正感兴趣的事情上了。

你是否有想证明自己身体有多精明的冲动呢？是否想看看它用怎样的谎言催促你采取行动？我鼓励你采取和罗伯托相同的做法。你可以在表 9.1 中看到罗伯托的一些灾难性想法以及他是如何通过更现实的想法来应对它们的。

表 9.1　罗伯托的想法

灾难性想法	现实的想法
焦虑和压力会永远持续下去。	情绪都是暂时的。如果你能忍受一段时间并让它们自行消失,这些情绪就会结束。
如果我感到焦虑,我就会失控。	我的情绪让我为采取行动做好准备,但是否采取行动取决于我自己。
焦虑是危险的,它会伤害我并让我失去理智。	焦虑只是一种情绪而已,它令人感到难受但是不会造成伤害。

我不配得到好转!

阿德拉满怀期待地开始了治疗,但是很快就变得灰心丧气。我们通过一次谈话意识到了阻碍她的想法。她认为如果她不再进行强迫行为并克服了焦虑,就会有坏事发生。总而言之,她坚信如果有好事发生在她身上(包括克服她的强迫症在内),紧接着就会有坏事发生。有时候她甚至会避免"过分"享受生活以免被命运引诱。这样的观念一直在阻碍她克服强迫症,因为她认为"如果我得到了好转,之后也可能会复发"。同时,她也感到很沮丧,因为她不允许自己享受生活。她总是自言自语:"我必须克制自己,以免发生不好的事情。"这种迷信的想法慢慢变成了一种难以逾越的障碍。但是,当她最后成功跨过了这道坎儿时,她发现自己其实可以尽情享受整个世界,心情也变好了。复发的可能性一直都存在(正如生活中可能发生的任何不幸一样),但是阿德拉已经不再害怕了,现在她已经知道了该如何面对它。

恩里克也认为自己不配得到好转，但是他的理由和阿德拉不一样。他注意到了自己的想法并意识到他总是对自己说"我不配感到好受是因为我不是个好人"这样的话。他也总是避免和朋友们或和自己的母亲待在一起，因为他总想着："我一看见他们，脑子里就会出现强迫观念，我会感觉很不好。"他总是在批判自己，非常在意自己的所思所想或言行举止，以防它们导致负面的后果。

你是否有过和阿德拉或恩里克相似的想法？你觉得自己不配得到好转吗？如果是这样，请像他们一样做，给自己一个机会，允许自己有得到好转或感觉良好的可能。用现实的想法对抗你的心理障碍，它们能够帮助你继续前行并克服强迫症。在表 9.2 中你可以看到阿德拉和恩里克的一些心理障碍，以及他们面对强迫症时最真实的想法。

表 9.2　心理障碍 VS 现实想法

心理障碍	现实想法
如果我有这些可怕的想法，我怎么能感到好受呢？	有侵入性想法是很正常的事情，我对自己太严苛了。
我的强迫观念会搞砸我想做的事情，我最好还是安静待着。	我得去做我需要做的事情。如果强迫观念出现，我只需默默观察它们，不让自己被这样的想法愚弄，直到它们自行消失。
好事之后总有坏事发生。	我要活在当下，如果这对我来说是好事，那就去做吧！

我会和之前判若两人！

有些强迫症患者害怕康复，因为他们认为自己可能会变成自己最害怕的那种人。比如，苏珊娜认为，如果她放弃了清洗的强迫性习惯，她就会变成一个肮脏的、被污染的人；玛利亚认为如果她不再担心儿子的安危，她就会变成一位粗心大意的母亲。

这类恐惧意味着一种"非黑即白"的极端思维。但是，一个人很难彻底从一个极端走到另一个极端，因为这之间还存在许多中间点。从白到黑之间还存在一个有各种不同灰度的色调范围。

这种治疗并不是让你从一个极端（极度负责）走向另一个极端（完全不负责）。我是想帮助你缓解焦虑并提升你的生活质量。就我的经验而言，一个人很难从一个极端走向另一个极端，但是你之前确实是这样认为的。你已经陷入那些令你感到困扰且难以摆脱的担忧和仪式中很久了。如果你从一个极端走向另一个极端，你觉得再拾起旧习惯对你来说会很困难吗？开始治疗对你来说永远都不算晚。现在就先忘掉黑与白吧，去寻找一种你觉得舒服的灰色。玛利亚就是这么做的。她并没有从一位过分担忧的母亲变为一位完全不操心的母亲，而是找到了一个中间点，一个让她感到舒服的灰色地带，她只在必要的时候担心自己的儿子。

表达感受

有时候我们很难告诉别人我们需要他们为我们做什么或自己有何感受。我们天真地相信其他人，尤其是了解我们的人，能够知道或猜到我们的需求或感受。

玛利亚就是个很明显的例子。她从小就腼腆内向，当她遇到讨厌的情况时，她总是忍受，直到忍无可忍，然后就去母亲那里寻求安慰。尽管如此，她也只是一直哭泣，却不告诉母亲究竟发生了什么事情，总是把一切藏在心底。现在她已经成年了，但这样的情况还是存在，尤其是在她成为母亲之后。她总是觉得自己越来越不堪重负，但是却未曾寻求帮助，她希望她的丈夫和母亲能意识到她需要什么。有时候她会给他们一些线索或间接的暗示，就像甩杆钓鱼的人期望能有鱼咬饵一样。比如，她总是在叹气，叹了口气后跟她丈夫说："哎呀，我好累啊！"这句话背后是她丈夫没有捕捉到的信息："亲爱的，我想让你照顾一会儿孩子。"于是她又重重叹了几口气，但是她的丈夫仍然置若罔闻，这让她感到非常失望和愤怒。当她的丈夫注意到她的疏远并询问她发生了什么事时，她就会更生气，最后离开他并以尖刻的语言回应他："你从来都不帮我干任何事情，我得独自承担一切！"虽然玛利亚觉得她已经跟丈夫表达得够清楚了，但可以确定的是她丈夫并没有接收到任何信息。他只看到自己的妻子不高兴，而却不知道到底为了什么。在"哎呀，我好累啊"这句话中包含了一些信息，没有被直接表达出来，所以他没有接收到"我需要帮助"和"我讨厌你对我的忽视"这类信息。

当你表达感受时，你是否观察过自己？你是简单直接地表达，还是像玛利亚一样兜着圈子间接地表达？你如何让你周围的人知道你需要爱、帮助、关心或想让他们搭把手？你如何和他人沟通，让他们知道他们的行为令你感到讨厌、生气或难受，从而使他们能改变自己的行为举止？在接下来的内容中，我们提出了一些方法，以便让你更加有效地传递信息。这样一来，接收方就不会以不明白你的意思为借口了。

正面情绪

无论我们是多么严肃的人，我们每个人都需要关心、爱意和关注。无论我们多么能干和强大，我们都需要帮助和受到保护。这些都是人的基础需求。如果由于一些原因这些需求没有被满足，我们就很容易感到悲伤或愤怒。

你也不例外。无论你有多独立自主，肯定也有脆弱的一面，因而你也有这些需求。如何才能让其他人知道你需要爱和帮助呢？你有自己的一套方法吗？我们建议你采取以下步骤。请仔细阅读，即使你不习惯这么做，我们还是鼓励你尝试一下，看看这么做对你的情绪会产生怎样的影响（表9.3）。步骤如下：

    1. 首先，你需要问问自己你的需求是什么以及谁能满足你的需求。

2. 去找那个人并吸引对方的注意，确保对方在看着你并认真听你讲话。

3. 直截了当地告诉对方你需要对方在什么时间以什么样的方式做什么事情，不要兜圈子。

4. 告诉对方这会给你带来积极的影响，会让你好受很多。

5. 如果你的需求被满足，就向对方表达感谢并享受这种结果。

6. 如果你的需求没有被满足，就接受这个事实。不要陷入指责、责备或批评之中。但是你需要让对方知道其行为对你产生了消极的影响。

玛利亚仔细反思后意识到她与丈夫争吵的大部分原因是她需要他更多的帮助和关注。想到这一点，她便走向丈夫并对他说："亲爱的，我想让你在我给孩子喂奶的时候准备一下晚饭，这样我就能轻松一点。"令人惊喜的是她丈夫二话不说就按她的要求做了！第二天，她靠近丈夫并对他说："我需要你抱抱我。"你认为她丈夫会怎么做？当然是给了她一个拥抱。

除了表达我们的需求之外，学会发现他人积极的一面也是件好事。有时候，周围的人在我们没有表达需求的情况下也会做一些让我们感到高兴的事情。如果是这样，请不要保持沉默。每次注意到别人做了让你开心的事情时，就告诉对方，通过真诚的赞美或评价给你的家人、朋友或同事一个惊喜。比如，如果你的儿子通过了一门考试，不要等到他通过了所有考试再祝贺他，要告诉他你对他这次的成绩很满意，并通过拍拍他的背或给他一个微笑来表达你的喜悦。如果你的伴侣把关于你的一个细节记在了心里，无论这个细节多么微小，请向对方表达感谢并用微笑回应对方，告诉对方你很高兴。不要理所当然地认为这是对方的义务或者他/她已经知道你对此很感激。哪怕只是一瞬间的事情，对方也让你感到开心了，这才是最重要的，你要向他们承认这一点。这么做具有积极的意义，原因有二：一方面，你会感觉更好；另一方面，下次遇到这种情况时，别人也更容易继续这样做。

表 9.3 准确传达信息，以便更好地沟通

难以接收到的信息	容易接收到的信息
"你能不能做顿饭？"这句话我已经说烦了，因为我认为这样才是公平的……你从来都不按我说的做。	我想让你准备今天的晚饭，你这样做的话我会很高兴。
你好冷漠无礼。	我需要你爱抚我。
哇！你几乎通过了所有考试，但是你挂了一门……我早说过你需要再努力一些……因为如果你不努力，以后……	我很高兴你通过了这么多门考试！甚至还有一门成绩这么好！

负面情绪

到目前为止，我们已经讨论了表达和承认正面的情绪，但并不是所有事情都是美好的。负面的情绪同样也需要表达出来。当你生某人的气或不认同某件事时会怎么做？你如何让别人知道你的感受？

之前我们提到过玛利亚，她不习惯表达自己的消极情绪。当她不认同某件事时，就保持沉默；但是她内心却一直焦躁不安，总是在回想之前发生的事情。这使她变得紧张和易怒，随着时间推移更容易爆发。当她爆发时，可能是因为一件鸡毛蒜皮的小事而引发激烈的争吵。其实她自己也知道争吵的原因十分荒谬，实际上她只是想"卸下"心中积攒的怨恨，为达到这个目的无论用什么借口都行，但之后她又会因为这样的爆发而感到内疚。有时候这种内疚感甚至会让她产生可怕的想法或做噩梦，在梦中她所爱的人都拒绝了她，或不再喜欢她了。她的情绪由怨恨到内疚，又由内疚到恐惧，令她感到很难受。

阿德拉也感到了恐惧，却是出于别的原因。她总是不允许自己生气。当她注意到自己有一丝愤怒的感觉或批评了某人时，她就会问自己："别人注意到了吗？"仿佛她被禁止生气一样。而当她确实生气了的时候，她就会立刻通过做出解释或试图向别人示好来尝试弥补。有时候，她在这方面过于努力，以至于在别人眼中她"过分殷勤，令人生厌"或"好管闲事"。

你把自己放在哪个位置？你是像玛利亚一样容易爆发，还是像阿德拉那样最大限度地忍耐，或者介于二者之间？我们建议你选择最后一个选项。要做到这一点，你能意识到自己会在什么时候生气是很重要的。愤怒是一种情绪，正如所有情绪一样，它是有用处的，能够让我们为接下来的行动做好准备。如果有人对你做了不公平的事或妨碍了你，你生气是好事，这样你就可以获得阻止事情发生的动力和能量。你会注意到你的肌肉紧张、心跳加快，这都便于你保护自己。问题在于你留存了太多能量，以至于最后为了释放能量，你会像玛利亚一样爆发。我的建议是不要让自己走到那种极端的地步。如果某种具体的情况令你讨厌或感到愤怒，请在当时就把这种能量释放出来，不要积攒这种能量。但是你要以有效的方式释放它，不要伤害其他人。你可以遵循以下步骤：

1. 意识到你在生气。你可能会注意到自己双臂或颈部肌肉收紧，牙关咬紧，对别人跟你说的任何话都想进行批判或反驳。

2. 问问自己在当时的情况下到底为什么感到不快。

3. 走向引起你不快的那个人，直视对方。

4. 用冷静而坚定的语气告诉对方，他／她的什么行为让你感到不舒服。直截了当、简明扼要，不要兜圈子或解释。

5. 告诉对方这种行为对你产生了什么消极的影响。

6. 告诉对方下次应该怎么做。向对方提出建议，告诉对方可以采取什么行动以避免将来再做出令你不快的举动。这样对方就知道该怎么和你相处了。

这样一来你就会感到平静多了。一方面，你能够表达自己内心的愤怒，且这样的表达方式不会对自己造成伤害。另一方面，很可能对方会改变让你讨厌的行为。或许当时对方并不会这么做，但是你所传达的信息已经留在对方的记忆中了。如果你所传达的信息是简明扼要的，很可能对方下次就会下意识改变自己的行为。在表 9.4 中你可以看到阿德拉和玛利亚在表达消极情绪的方式上所做的改变。

表 9.4　建设性地表达负面情绪

难以接收到的信息	容易接收到的信息
玛利亚："你就是个祸害！你什么事情都做不好，把一切都搞得一团糟。所有事情都得我来帮你做。"	"我不喜欢你就那样把脏盘子摆在桌子上，我想让你把它们都放到洗碗机里。"
阿德拉："我不介意帮你这个忙，因为你知道我对你印象还挺好的……但是我不确定我有没有空。"	"送你回家会让我感到压力很大，抱歉我不能再继续这么做了。"
玛利亚："你和你父亲一样没有教养。"	"你向我大喊大叫令我很生气。如果你有什么烦恼，就好好跟我说。"

学会享受

你是否想过你把时间都花到什么事情上了？你还记得罗伯托吗？他把时间都花在完成那些检查和整理的仪式上了。有时候他在这些事情上投入了太多时间，以至于他的日常生活中就只有工作和完成仪式两件事，除此之外他没有任何其他活动。

你每天都会做哪些事情？你把时间都花在哪里了？你有什么爱好吗？你做运动或进行什么放松的活动吗？你和家人或朋友一起做什么事吗？你平时都有什么娱乐或放松方式？如果你从来没想过这些问题，我们建议你好好思考一下。

罗伯托总是感到悲伤和恐惧。他的强迫观念和强迫行为已经变成他日常生活中很重要的一部分。它们消失之后，他感到有些迷茫，觉得自己不知道该干什么了。我们建议他把自己每天做的事情都列出来，看看他把时间都花在哪里了，都和谁在一起。这么做让他意识到了他做的事情是多么无聊。除了工作之外，他就只是看看电视，参加一些自己并不喜欢的社交活动，或是做一些工作计划。他总是把休闲娱乐的活动往后推，之后也没时间做那些事情。从现在起，他开始反思自己喜欢把时间花在和谁一起做什么事情上。虽然罗伯托起初对开启新任务和新活动感到奇怪，但他还是开始改变自己的日常活动。为新任务做规划和尝试有意思的新活动对罗伯托来说有双重的积极作用。一方面，这使他能够体会到更多类似平静和喜悦的积极情绪，这些都是他之前少有的情绪体验。另一方面，这些新活动占用他的时间，有利于预防强迫症复发。于是，罗伯托喜欢上了游泳，花更多的时间陪孩子们一起玩耍并辅导他们完成家庭作业，还经常和朋友们一起喝咖啡，周末的时候也会安排新活动，给妻子一个惊喜。

我们建议你效仿罗伯托，好好想一想你把时间都投入到了哪里以及这对你的情绪有怎样的影响。表 9.5 或许会对你有所帮助。请你写下在几周时间里，你每小时都完成了哪些事情。每天从 0 分到 10 分为你的总体情绪打分，这些情绪包括：悲伤、焦虑、愤怒和喜悦。然后仔细看看整个表格并回答以下问题：

- 你的情绪和你所做的事情之间有什么联系？
- 哪些事情是最没有意义的？你能不做或少做一些吗？
- 你可以在日常生活中尝试哪些更有意义的新事物？

这么做的目的是每天至少尝试一种有意义或令人愉快的新事物。你这样做是为了自己，想让自己感觉更好一点。如果这项活动是与其他人一起完成的，你就可以为自己和亲朋好友创造一种良好的家庭环境和社交氛围。

表 9.5　活动和情绪

时间	第1天	第2天	第3天	第4天	第5天	第6天	第7天
8：00							
10：00							
12：00							
14：00							
16：00							
18：00							
20：00							
22：00							
00：00							
2：00							
4：00							
6：00							
情绪							
焦虑 0—10							
悲伤 0—10							
愤怒 0—10							
喜悦 0—10							
活力 0—10							

承担风险

在采取行动的时候,你怎样定义自己?是冲动且不假思索地行动,还是小心谨慎并在行动之前考虑周全,或者介于冲动和谨慎之间?我们建议你把自己放在中间的位置。过分冲动可能会让你承担不必要的风险,对你造成伤害。但是想得太多或过分谨慎可能会让你停滞不前,走向不采取行动或延后必要任务或行动的极端。

一般而言,焦虑症患者都是非常谨慎的人,对于将自己暴露于不快、危险或尴尬场景的恐惧使他们非常在意这些可能存在的风险,从而尽力避免它们。然而,过上幸福的生活需要承担一定的风险。与他人交往和做出决定都意味着要承担一些风险,这也正是我们这部分内容所讨论的话题。

承担与他人交往的风险

人是一种社会动物,所以需要和他人相处并与他人建立联系。依赖、竞争或亲密关系对于在社会中生存并满足我们对保护、成就和感情的需求都至关重要。接下来,我们将讨论一下这三种关系。

对被拒绝和被抛弃的恐惧。恩里克从未感觉自己被他人完全接受和重视。他的父母和老师都非常严苛,一点也不亲切。因此无论他付出了多少努力,总有人一直强调他的错误,即使那些错误微不足道，也没有人认可他的成就。于是恩里克逐渐说服自己，认为如果自己事事优秀，或许就能得到他人的喜爱和尊重。他在学习和后来的工作中都非常认真，这使他获得了成就，也因此收获了个人的满足感。然而，和别人交往时他总是感到不安，仿佛他在等待别人的批评和拒绝。事实上，他也期待和同事们成为好朋友，和他们友好相处，但是他并不允许自己这样做。他把时间和精力都投入到了工作中，在工作中他感觉更自在更安全。同他人交往是存在风险的，因为他内心总认为自己有被拒绝或不被喜欢的可能性。他觉得如果自己在工作中有所成就并拥有良好的社会地位，最终就会受到所有人的重视和喜爱。因此他在工作中奋发图强，这能够帮助他获得物质财富和社会地位。

他总是将自己的业余时间都投入到工作中或进行一些建设性的活动。他说他不喜欢"浪费"时间。当他和朋友们在一起时，他总是表现得很保守。在表达自己的意见之前，他总是字斟句酌，因为他害怕冒犯到别人或被人误解。有时候，当他觉得自己冒犯了某人时，他就会立刻改正或采取行动来弥补对方。他可以长篇大论地谈论工作或政治，但是却很少谈及个人私事。他觉得如果把自己对感情的需求或自己的真实情况告诉别人，别人就会嘲笑或忽视他。他的朋友们总是抱怨他冷漠或无聊，他因此感到很伤心，问他们为什么会这样看待他。朋友们告诉他，在表达感受的时候他总是过于压抑自己，说完事情后总是要解释很多细节，一点都不自然、随性。他不明白朋友们为什么这么说，这些话又让他感到很悲伤，于是他认为最好还是把时间都投入到工作上。可问题在于工作永远不能满足他最迫切的需求：喜欢与关爱。

你是否有过和恩里克一样的感受？如果是这样，我们建议你按以下计划采取行动：

1. 把你的时间分为工作（包括家务）、睡眠－饮食和休闲－人际关系这三部分。在日常生活中的这三个方面上找到平衡，因为这三个方面都很重要。

2. 将分配给人际关系的时间都用于与家人、伴侣和／或朋友聊天，或一起完成某项活动。完全禁止做和工作相关的事情或谈论工作。

3. 清楚你的目的：放松自己和享受生活。好好利用你的时间，想和谁待在一起就和谁待在一起，而不是勉为其难地和别人共度时光。不论你在哪里做什么事情，重要的是最终的结果：获得积极的心态。

4. 不要试图为活动制定过于周密的计划，也不要想着完成什么"大事"。如果到最后每个人都不开心，那制定一个完美的家庭周末计划一点用也没有。或许像和家人玩桌游这样随性的活动能够让人度过一个更加美好的夜晚。

5. 如果你过分担心某人，放下你的担忧并直接和对方交谈。问问自己需要从对方那里获得什么。如果你需要对方的好感或表达你的喜悦和兴趣，请使用积极情绪的表达方式。如果你需要表达不同的意见或愤怒，请使用消极情绪的表达方式。

6. 接受他人对你的批评（如果是建设性意见的话）或偶尔的愤怒，这都是人际交往的一部分。另外，无论你多努力，都不可能取悦所有人。

为了让你避免经历和恩里克一样的事情，让你显得很冷漠或无聊，这里有一些技巧可以让别人更好地理解你。很可能你本身并不是冷漠或无聊的人，但是你的沟通方式可能很容易让对方走神，从而使他们以那样的方式看待你。为了避免这种情况，我们向你提出以下建议：
　　这不代表他否定你这个人。

　　竞争意识。苏珊娜从小成绩优异，老师们都非常喜欢她，在课堂上也以她为榜样。邻居们也都视她为一个"好姑娘"。她的父母也以她为傲，但是他们并没有表达出来。因此苏珊娜非常努力，想要脱颖而出，希望父母告诉自己他们多么为她骄傲。她的父母从未表露过对她的肯定，但是她依旧事事优秀。这种成就令她内心感到满足，给予她安全感。问题在于这样的情况随着时间推移变成了一把双刃剑。她从因为想要成功而学习转变成了因为害怕失败而学习。这让她非常在意别人，因为在某件事上出类拔萃意味着其他人都比不过她。渐渐地，她的好胜心越来越强，这帮助她完成了学业并在一家化学公司找到了很好的工作。然而，这同时也令她备感焦虑与压力。对她来说，工作就是她身份的象征。事实上，当有人问起她的个人生活时，她习惯性地就开始谈论工作，仿佛她脑子里想的是"我就是我的工作，没了工作我什么都不是"。在工作中，她认为如果自己不事事亲力亲为，任务就完成得不好。她讨厌向其他人寻求帮助，因为这间接表明她无法自己一个人完成。她似乎要掌控一切事情。因此，她很难和同事合作。而老板们都很喜欢她，因为她工作时任劳任怨，是他们最理想的员工。因此，工作的环境对她来说是一个安全可控的地方，她可以在工作中展现自己的价值并得到老板的认可，但同时工作又总是充满竞争，她需要时刻保持警惕才能脱颖而出，并掌控局面。苏珊娜一直在工作中如鱼得水，直到她被晋升为负责人。她总是怀疑自己的能力并感到不安，害怕自己会辜负老板的期望。对她来说，那将意味着她能力不足并可能因此遭到解雇（拒绝）。

知道了苏珊娜的故事后你有什么感受？你有过类似的经历吗？我想知道在面对激烈的竞争或他人的权威高于你的情况时，你如何和他人相处，以及你是否需要一切都在你的掌控之中。

在当今社会，好胜心强是好事。一定程度的竞争意识能够振奋人心，帮助我们向前进并和他人"争强斗胜"，看看谁能取得最后的胜利。竞争意识可以激励我们，多亏有这种意识，我们才能实现自己的目标。问题在于，过分的竞争意识可能会让我们对自身的能力产生怀疑，令我们感到焦虑，就像苏珊娜所经历的一样，尤其是当我们认为自己无法掌控局面的时候。

当两个人实力相当且都渴望得到只有他们其中一人才能得到的东西时，竞争意识就出现了。例如，两兄弟都想成为父母最喜爱的孩子从而相互竞争，两个同事竞争一个项目，两个朋友为与第三个人建立更亲密的关系而竞争，等等。当你有这种竞争意识时你自己是能感觉到的。以下是我们为你指明的一些详细征兆：

- 你注意到自己有胜过或超过另一个人的愿望。
- 你很难与他人分担任务或与他人合作。如果你不亲力亲为，就觉得事情没有做好。
- 如果事情没有按照你的方式推进或不在你的控制之下，你会感到些许厌烦或愤怒。
- 你有不按照要求行事的心理，就好像你内心叛逆或需要挑战。
- 你在原地做出防卫的姿态，双臂僵直。
- 你颈部和双臂的肌肉收紧，想要咬紧牙关，呼吸和心跳加快。

有时候，当你面对比自己更有权威的人时会出现这种竞争的感觉。在这种情况下，你可能会经历与上述征兆相同的感受，但是除此之外，你可能还会感到内疚或后悔。出现这类感受可能有如下征兆：

- 你感到自己有取悦权威者的强烈需求。
- 你需要通过行为或语言反复表达你对权威者的感谢。
- 你很在意自己说话或行动时没人注意到你的愤怒。
- 当你和对方分别后，你会在心里回想自己是否做错了什么事。

以上所有感受苏珊娜都经历过。尽管她现在已经是个成熟而有担当的成年人了，但她的内心还是保留着孩童时期的心理的两部分。一方面，她希望成为一个听话的"好姑娘"，尤其是在权威者面前。但是这么做又会使她在之后产生叛逆的心理，仿佛她希望在那时成为一个不听话的"坏女孩"。面对这些感受，她心生内疚，仿佛她因为变"坏"就该受到惩罚，所以她需要弥补可能造成的伤害。无论是通过澄清、否认还是试图讨好，她总是努力证明自己实际上是一个"好姑娘"。当然，这一切都让她非常痛苦。

如果你有和苏珊娜一样的经历，重要的是允许自己有这样的感受，哪怕它们看上去似乎是自相矛盾的。如果你一直是个成熟而有担当的人（一个"好孩子"），那么在某些情况下表现出叛逆（"坏孩子或叛逆的孩子"）也是很正常的事，尤其是在你遭遇不公的时候。你要接纳这些感受，允许自己去体会它们。拥有这些感受并不一定会导致他人拒绝或批评你（惩罚）。

性。当我们谈论性时，我们指的不仅仅是如何处理性关系，还涉及我们对伴侣的亲近感和私密感，以及我们对自身的性角色和性别角色是否感到舒适。

在治疗强迫症之前，恩里克来到心理健康中心，希望别人能帮助他迈出"出柜"这一步。事实上他对男性并没有性欲或性唤起的反应（这表明真正的同性恋或双性恋取向），而是害怕出现这样的欲望或性唤起的反应（对他性取向的强迫性疑虑）。由于自己从小接受的道德和宗教教育，恩里克对自己的性取向感到很焦虑。在强迫症的症状显现之前，恩里克和一位姑娘在一起时偶尔会出现勃起障碍，这使他开始怀疑自己的性取向。在了解了自己的想法后，恩里克更倾向于"保持正常"，对他来说性交更像是一场考试而不是愉悦的事情。对"成绩不好"的恐惧让他感到焦虑，而这种焦虑与性欲无法兼容，这也是他无法维持勃起的原因。恩里克的问题在于他已经忘记了性生活本来的目的就是享受。

你想过自己为什么要发生性关系吗？无论你的性取向和性别是什么，永远不要忘记性生活的目的是与你的伴侣享受片刻的亲密，与这段关系的稳定与否无关。有些人仅仅把性关系视为性交，但其实它还包含更多内容，比如爱抚、亲吻、游戏、拥抱、挠痒、信任、微笑，等等。随性一些并抛弃僵化的思想是享受的必要条件。如果你把春宵一刻视为一场考试或一种义务，性关系的本质就丢失了。如果是这种情况，你需要尝试在性生活中更随性一些，多一些自由发挥。你可以把性行为当作一场游戏，在这场游戏中你和你的伴侣允许彼此探索对方的肌肤与感受。性高潮并不是一种奖励，它可能会出现，也可能不会。真正的奖励是你们两个人最终都得到了放松，有愉悦和亲密的感受。

- 做出决定后采取行动。

做决定总是意味着从几个可能的选项中选出最适合我们的一个，即便这个选项是我们最不喜欢的一个。寻找这个最佳选项需要一个决策过程，在这个过程中我们必须衡量每个可能的选项的优缺点，从而选择对我们最有利的选项。问题在于这个衡量的过程可能会持续很长时间。

阿德拉总是优柔寡断。事实上，她和丈夫已经因此吵了不止一次了。当她需要做决定时，她总是一而再、再而三地怀疑，最后把做决定这件事再往后推。她经常询问丈夫的意见，一直是丈夫在替她做决定。于是她丈夫经常因此而生气，因为他会抱怨妻子无法做出决定且缺乏主动性，因此他不得不为他们两个人做决定。

除了优柔寡断之外，阿德拉还十分注意细节。当她准备做某件事时，她会详细地计划自己必须完成的每个步骤。有时候，她甚至会制作长长的清单和时间表，而这些东西最后都没什么用处。一般而言，做计划是具有积极意义的，因为它能够指导我们的行动。然而，如果计划过于详细，就可能会使我们忘记自己的目的，导致我们最后没能完成计划好的事情。

阿德拉存在优柔寡断、制订计划时过度关注细节以及力求一切都井井有条的问题，在与她谈论了她的这些心理后，她意识到了它们存在的共同点是她对犯错的恐惧。阿德拉认为，如果她在做决定之前深思熟虑，就能够做出最佳选择。因此她为了找到最佳选项，在做决定之前总是不停地怀疑、思考、再思考。她制订计划时也是如此，为了考虑到完成某件事所需要的所有步骤，她总是对所有细节都十分关注，希望一切都在她的掌控之下。然而，她越是疑虑重重，考虑到的细节越多，她就越难做出决定或采取行动，从而停滞不前，有时甚至陷入绝望。为了打破这种僵局，她会向丈夫或其他她认为有能力或负责任的人寻求帮助。她的丈夫可以将她从这种僵局中解救出来，但是这么做有两方面的负面影响。一方面，她的丈夫逐渐感到厌烦。另一方面，她自己也渐渐觉得自己无法独自做决定或采取行动。

在没有详细计划的情况下做决定或采取行动意味着可能会有犯错的风险。如果你是一个很有责任心的人，你就会害怕犯错，需要付出很大代价来承担风险，使你更倾向于推迟做决定或采取必要的行动，或者反复征求他人意见。如果你的家人或朋友不止一次说你是一个非常优柔寡断的人，认为你过于注重细节或总是拖延必要的行动，我们建议你按照以下计划采取行动：

1. 如果你需要做出某项决定或采取某一行动，请不要拖延！这并不是要求你不假思索地采取行动，而是让你限定一个做决定的时间。你需要为自己做决定或采取行动划定一个期限并在之后鼓励自己完成计划。

2. 做决定时避免总是反复考量这件事情。给自己留出一天时间来做决定，把脑海中的疑问都写在纸上。问问自己想解决什么问题，然后在纸上写下你想到的所有可能的选项或解决方案。接下来从短期和长期的角度来衡量每种选项的优缺点，选择理论上来说最有利的选项。强调一下，选择的是最有利的而不是最完美的选项，完美的选项或解决方案是不存在的。

3. 做出决定后，就去验证最有利的选项。如果你得到了想要的结果,那么恭喜你。如果没有,就去尝试另一种可能的解决办法,直到接近你所期盼的结果。

4. 采取行动前,要注意必要的步骤,但是不要迷失在细节中!永远记住你的目的是什么,即你想实现什么目标。如果你在某一刻忘记了自己的目标,你就很容易跑偏,被无关紧要的事情分散注意力,从而浪费时间和精力。

5. 如果这个决定或行动对你来说非常重要,或许向信任的人寻求建议是一个好主意,但是不要把它变成一种习惯。没有人比你自己更清楚什么是最适合你的。

6. 允许自己犯错。有时候,最佳的选择和行动都是在我们开始犯错时出现的。错误能够帮助我们以不同的角度看待当下的情况,指导我们采取对自己最有利的行动。

抑制我们内心的评判

当我们还是孩子的时候,我们不知道哪些行为是正确的,哪些是不正确的。我们在成年人的教育下,主要是在父母或监护人的教育下,逐渐习得正确的行为举止。他们的要求和建议为我们的成长和生活提供了有利的指导。如果做出某种行为后我们得到了奖励或表扬,我们就会明白这种行为是正确的,并将会继续这么做。相反,如果我们受到了惩罚或责备,我们就会明白这种行为是错误的,很可能之后就不会再犯。所有这些来自成年人的信息都逐渐留存在我们的记忆中,塑造了我们的道德意识。成年后，我们不再需要任何人的指导，可以通过自己对自己的要求来指导自己的行为举止，或是根据自己的行为奖励或惩罚自己。

一种霸道的责任感

你是否注意过你在说话或思考时使用的言辞？类似"我必须……""我应该……""我应当……"这样的表达出现了多少次？你可以关注一下这个问题，或许你会感到很惊讶。

阿德拉不仅经常自言自语，对自己的要求也很严格。她总是对自己说"我必须成为一个完美的妻子""我家里的一切都必须无可挑剔""我应该在工作中时刻保持专注"……这些事情其实都无关紧要，而她似乎总是要评判自己。有趣的是，别人其实很少注意到她的错误。熟悉她的人都知道她会因为自己的错误而怪罪自己。有时候，如果她觉得自己没做好某件事，她甚至会给自己一点小惩罚。比如，她会说"我今天不去逛街了"或者"我不配吃这份甜点"。有时候，这种严格的要求也波及其他人。比如，阿德拉总是认为："我的丈夫应该意识到我的需求。"这种想法意味着一种要求：他必须知道，这是他的义务。而由于丈夫没有做到这一点，她就会感到失望和愤怒。当她意识到无论丈夫对她有多了解也不可能猜中她的想法时，她就有了表达自己的动力，而丈夫也如她所愿做出了回应。

起初这似乎只是一个语言表达的问题，但这个问题还包含更深刻的内容。其中存在着一种个人的要求，即一个对自身和他人都有要求的自我。"如果我没有达到对自己的要求,我就会指责自己。如果我辜负了自己或他人对自己的期望,我就认为自己很糟糕。"

你也会这样自言自语吗?你是对自己有要求还是对别人有要求?如果你是这样,就做出改变吧!从现在开始鼓励自己做你认为合适的事情,但是不要过分要求自己。这似乎只是一种形式主义,但你可以看到这样的做法会对你的情绪产生怎样的影响。接下来,你可以在表 9.6 中看到一些阿德拉在对自己和他人说话方式上做出改变的例子。起初她觉得这么说话很奇怪,但是随着时间的推移她也习惯了这样的说话方式。她做到了真正鼓励自己实现自己的目标,不会像之前那样感到非常失望或内疚。

表 9.6　苛刻的想法和现实的想法

苛刻的想法	现实的想法
我必须做好所有事情,我不应该去麻烦别人。	即使我知道很难让所有人都满意,我还是会尽量把这件事完成好。
我当时不该那么做,我感到难受是应该的。	或许我的做法并不是最正确的,但这是那时我能想到的最好的办法。
我丈夫应该知道我需要什么,难道他没长眼睛吗?	我希望我的丈夫能知道我需要什么,但他又不是预言家。我要告诉他我的需求,这样他才能帮助我。

一般不行，要完美

焦虑症患者，特别是强迫症患者身上常见的一个特征就是完美主义。通常来说，你更愿意做事的时候差不多就行，还是需要事事完美？你允许自己犯错吗？当你觉得自己做错事时，你有什么感受？

恩里克不习惯满足于"差不多"，他需要自己做的每件事都具有高效益。对他来说，事情要么很完美，要么就很糟糕，没有一个中间值。这样的观念使他对任何一种失败都非常在意，因为这意味着他之前所做的一切都很糟糕，也难怪当他认为自己失败时就会感到内疚或沮丧。有时候他也很焦虑，因为当他要做某件事时，他希望自己能做得很好，一切都要很完美。

他越是需要事事完美，就越害怕失败，因为根本不存在完美的决定和完美的话语，所有问题也没有完美的解决方案。试图追求完美必然会导致失败，你还要冒着控制欲变得越来越强的风险来避免失败的后果。

问题在于试图控制我们所有的想法、感受和行为实际上是一项不可能完成的任务。如果你坚持要做到这一点，最后就会感到焦虑或沮丧。

我们的建议是多关注一下你的完美主义的想法以便控制它们。如果你任由这些完美主义的想法牵着鼻子走，就很容易夸大自己的错误并低估你的成就，从而对你的情绪产生负面影响。从现在开始，允许自己把事情做得足够好或差不多就行，与你心中的完美主义的想法对抗。用表 9.7 中的现实主义想法来克服你的完美主义。

表 9.7　完美主义想法和现实主义想法

完美主义想法	现实主义想法
我必须找到解决这个问题的完美方案。	我尝试用最合适的方法来解决这个问题。如果问题没有解决，我就再尝试另一种方法。
犯错是件很可怕的事情，会带来糟糕的后果。	解决问题时犯错是很正常的事情。如果我犯错了，尝试用另一种方法来解决问题就行了。
发生在我自己或周围的人身上的事情必须在我的掌控之下。	控制一切是不可能的事情。有时候确实会出现一些无法预料的情况，最好还是去适应它们。

出 品 人：许　永
出版统筹：林园林
责任编辑：许宗华
特邀编辑：王颖越
封面设计：刘晓昕
内文制作：石　英
印制总监：蒋　波
发行总监：田峰峥

发　　行：北京创美汇品图书有限公司
发行热线：010-59799930
投稿信箱：cmsdbj@163.com